让三高

不再『高高在上』

张文高　焦明耀／编著

中国纺织出版社 有限公司

图书在版编目（CIP）数据

让三高不再"高高在上" / 张文高，焦明耀编著
. --北京：中国纺织出版社有限公司，2021.4（2024.4重印）
　ISBN 978-7-5180-8179-0

　Ⅰ．①让⋯　Ⅱ．①张⋯　②焦⋯　Ⅲ．①高血压—防治
②高血糖病—防治③高血脂病—防治　Ⅳ．①R544.1
②R587.1③R589.2

中国版本图书馆CIP数据核字（2020）第220454号

责任编辑：闫　婷　国　帅　责任校对：高　涵
责任印制：王艳丽

中国纺织出版社有限公司出版发行
地址：北京市朝阳区百子湾东里A407号楼　邮政编码：100124
销售电话：010—67004422　传真：010—87155801
http://www.c-textilep.com
中国纺织出版社天猫旗舰店
官方微博http://weibo.com/2119887771
北京兰星球彩色印刷有限公司印刷　各地新华书店经销
2021年4月第1版　2024年4月第2次印刷
开本：710×1000　1/16　印张：12
字数：174千字　定价：59.80元

前／言

随着人们生活节奏的加快和饮食结构的改变，高血压、糖尿病、高脂血症（俗称"三高"）等现代"文明病"正在逐步蚕食我们的健康。不仅如此，"三高"患者的数量也呈直线上升趋势，而且越来越多的年轻人"加入"到"三高"的队伍中来。

"三高"之间并非独立，而是紧密联系、相互影响，只要患其中一种疾病，另外两种病症就很快找上门来：

◎ 糖尿病人很容易患上高血压或高血脂；

◎ 高血脂是动脉发生粥样硬化的"元凶"和"加速器"；

◎ 动脉粥样硬化者因为血管弹性差而加剧血压升高，引发高血压。

"三高"就这样"联手"起来，共同损害心、肝、脑、肾等脏器，继而诱发各种并发症，严重的可引发心脑血管疾病和肾功能衰竭，甚至死亡，很多人也因此而闻"三高"色变。

虽然目前医学界还不能明确"三高"的起因，也没有特效药完全根除"三高"，但可以肯定的是，通过控制饮食、保持良好的生活习惯、积极配合治疗，是能够有效控制"三高"的。

那么，"三高"患者又需要做些什么呢？

"知己知彼百战不殆"，要制服"三高"，就要认识它、了解它，知道它"怕"什么，才能针对性地控制"它"。

其次，要"管住嘴"。"三高"基本上是吃出来的，尤其是现在生活水平提高，人们的餐桌日益丰富，饮食过量、暴饮暴食，食入太多的盐分、糖分和脂肪。从现在开始，"三高"患者就要改掉这些不良的饮食习惯，合理饮食，控制好体重，让"三高"慢慢降下来。

再次，要"迈开腿"。"迈开腿"就是让自己动起来，消耗掉身上多余的葡萄糖和脂肪，不给脂肪堆积的机会，同时促进新陈代谢，增强机体抗病能力，为对抗"三高"助力。

同时，要改变生活方式。我们的身体很"敏感"，任何举动都有可能引起"风吹草动"，例如睡眠、运动、饮食，甚至心情起伏，都会影响到血压和血糖的波动。"三高"患者需要注意生活的方方面面，摒弃那些对"三高"不利的生活方式，趋利避害，稳住"三高"。

此外，要积极治疗。积极配合医生，正确用药，做好居家监测工作，是 hold 住"三高"的行之有效的方法之一。

本书基于此，详细介绍了"三高"的相关知识、日常起居、居家监测方法、用药问题、运动疗法、饮食控制以及并发症的调理等方面的内容，并推荐了适合"三高"患者的调养食谱和中医疗法，希望能帮助"三高"患者更好地管理自己的日常生活，控制好"三高"的病情。

我们相信读者一定会从书中受益。衷心希望读者朋友身体健康！

张文高

焦明耀

2020 年 5 月

目／录

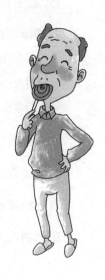

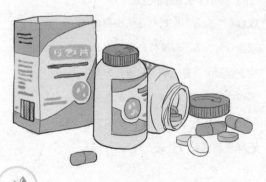

第五章

吃对吃好，让"三高"不高…79

健康的饮食是控制"三高"的基础…80

给血液减压、降糖、抽脂的明星食材和食谱…82

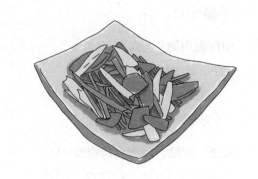

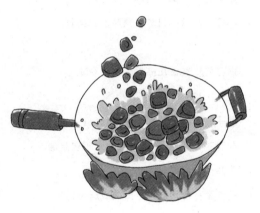

专题：食物交换份让"三高"也能吃得"随心所欲"…112

第八章

居家调养，改善"三高"合并症、并发症…161

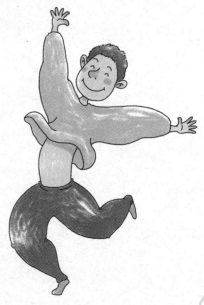

第一章

揭开富贵病"三高"的真面目

现在有"三高"的人越来越多，

那"三高"是什么，

为什么会有"三高"，

什么样的群体更容易得"三高"，

"三高"之间有什么关系？

充分了解"三高"以及导致"三高"的因素，

认识"三高"带来的后果，

这是有效预防和控制"三高"的第一步。

高血压：不易觉察的"隐形杀手"

　　有相当一部分高血压患者平时没有觉得哪里不舒服，等到突发脑出血、心肌梗死等意外时，才发现自己血压过高，但这时高血压已经给身体带来了很大的伤害。为保证身体健康，我们需要了解血压升高的原因、表现和危害，知己知彼，才能有效预防和控制高血压。

● 什么是血压

　　心脏的收缩和舒张交替进行，推动血液在心脏和血管组成的密闭循环系统内持续流动，血液在血管内流动时，对单位面积血管壁产生的侧压力就是血压。

　　当心室收缩，将血液射入动脉时，血液对血管壁产生侧压力最大，这时的血压称为收缩压（高压）；心室舒张不射血时，血液暂时停止射入动脉，而已流入动脉的血液靠血管壁的弹力和张力作用，继续流动，对血管壁仍有压力，这时的血压称作舒张压（低压）。

　　血压是推动血液流动的动力，动力不够则推不动血液，动力太强又会造成血流量过快，使血管受到挤压，甚至挤破、造成脑溢血。通常，成人正常动脉收缩压不超过 17.3 千帕（130 毫米汞柱），舒张压不超过 11.3 千帕（85 毫米汞柱）。

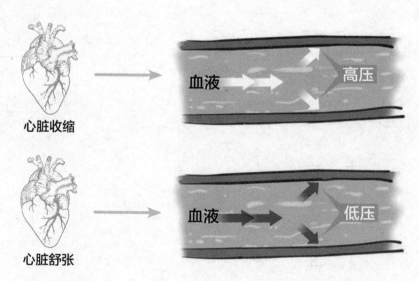

心脏收缩　　　　　血液　　　　高压

心脏舒张　　　　　血液　　　　低压

● 血压多高是高血压

人体的血压是有波动的，起床、睡眠、吃饭、排泄以及工作、运动等一天的活动节奏都是由生物钟控制的，血压也会随着身体的活动而变化。在吃饭时，血压也会临时上升，在饭后几小时内血压会缓缓下降。另外，精神紧张、喜怒哀乐等心理活动、情绪变化也会导致血压波动。血压上升，然后下降，在合理范围内的波动，都属于正常现象。那么，血压升高到什么程度算是高血压呢？

高血压的诊断标准

按世界卫生组织（WHO）的标准，收缩压≥140毫米汞柱和（或）舒张压≥90毫米汞柱，即可诊断为高血压。根据血压升高水平，又进一步将高血压分为1级、2级和3级：

高血压分级				
分类	收缩压（毫米汞柱）		舒张压（毫米汞柱）	
1级高血压（轻度）	140~159	和/或	90~99	
2级高血压（中度）	160~179	和/或	100~109	
3级高血压（重度）	≥180	和/或	≥110	

注意：由于血压在每天、每小时都存在差异，所以在诊断高血压时，必须分3次测量血压（最好不在同一天，严格意义上间隔1~2周），然后，取其平均值作为诊断高血压的依据。

重视高血压前期（正常高值）

高血压前期（正常高值）是指从理想血压到确诊高血压的过渡阶段，即血压为130~139／85~89毫米汞柱的情况。

很多人认为血压略低于140/90毫米汞柱临界值的状态是安全的，因此没有引起警惕。但其实，高血压前期可能出现头痛、头沉、头胀、脖子硬、走路轻飘等症状，当然也可能没有任何症状，可这并不代表不是高血压。

医学研究证明，当人的血压超过130/85毫米汞柱时，心血管疾病的发病率和致死率都会明显增加，而长期处于高血压前期的人群，10年后确诊高血压的比例也十分高，若能在高血压前期就采取治疗措施，多数人应能避开高血压。

所以，处于高血压前期的人，不论有无不良症状，都应该及早进行相应治疗，以避免高血压对心、脑、肾等重要器官及全身血管造成损害。

● 高血压的典型表现

对多数人来说，血压升高却没有症状是较为常见的现象，因为机体有自我调节的能力，在血压升高时可进行自我调节以适应血压升高。但当血压升高比较明显，或者出现并发症，有可能会出现症状，比较典型的有：

头晕目眩

这是高血压病患者最常出现的症状，在突然蹲下而起立时出现，或是持续性头晕，看东西有一闪一闪的感觉。

头痛

多为脑后或太阳穴的持续性灼痛、麻木，或规律性的胀痛。一般清晨起床时发生，洗脸或吃早餐后，头痛会减轻，在剧烈运动或情绪激动时，头痛则会加重。

胸闷心悸

血压长期升高，可使心脏负担加重，造成左心室扩张或心肌肥厚，进而导致心肌缺血和心律失常，出现胸闷心悸、呼吸困难等症状。

肢体麻木

正常情况下，心脏泵出血液，血液流经血管，行至周身。而长期血压升高，可造成动脉血管粥样硬化，从而影响血流量和血流速度，使肢体局部供血不足，出现四肢麻木或肌肉紧张、疼痛的现象。

失眠、心悸、焦躁

情绪易紧张、烦躁不安，会给自己压力，导致心绪不宁、心悸、失眠、噩梦连连或在睡梦中突然惊醒。

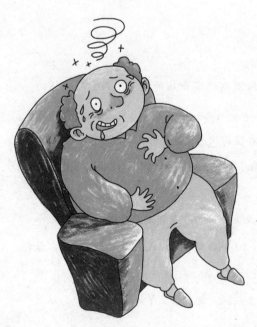

● 高血压可能带来的后果

虽然大多数高血压患者没有感觉哪里不舒服，但没感觉不代表没有损害，如果不及时控制住血压，它会慢慢损害心、肾、大脑等器官，堪称健康的"隐形杀手"。

血压升高，心脏最受伤，它需要花费更多的力气去工作，而为了维持这种超负荷的工作，心肌细胞数量会增加，时间久了就会造成心室肥厚。同时，血液长期高压撞击血管，可使心脏血管发生动脉粥样硬化，从而使血流变细或中断，增加心绞痛、心肌缺血、心肌梗死、心力衰竭及恶性心律失常、猝死的概率。

高血压还是血管硬化的"加速器"，而硬化的血管极易发生破裂。当情绪激动、过度兴奋或剧烈运动时，血压骤然上升，硬化的血管破裂出血，从而造成脑出血、眼底出血等问题。另一方面，高血压可使硬化的血管通道变窄甚至闭塞，使血流变细或中断，导致脑血栓、视力下降、失明等问题。

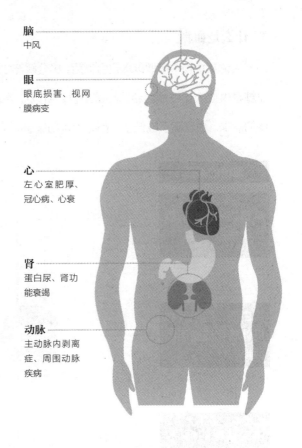

脑
中风

眼
眼底损害、视网膜病变

心
左心室肥厚、冠心病、心衰

肾
蛋白尿、肾功能衰竭

动脉
主动脉内剥离症、周围动脉疾病

除此之外，高血压还伤肾，它可能使肾脏血管收缩、硬化，破坏肾脏过滤体系，导致蛋白尿等症状。而肾脏疾病可导致身体无法排出盐分和水分，造成水钠潴留，从而增加血管压力，使血压升高，形成恶性循环。

高血糖：健康和生命的"甜蜜杀手"

糖让人觉得甜蜜、精神放松、心情愉悦，但是，如果血液中的"糖"超出了正常值，就给身体带来"甜蜜的负担"——糖尿病！

● 什么是血糖

人体从食物中摄取碳水化合物后，经分解产生葡萄糖，葡萄糖进入血液后，称为血糖。血糖是供应人体生命活动的热量来源，所以血糖必须维持在一个正常范围，才能供应身体的需求。血糖高了或低了，都会影响到健康。

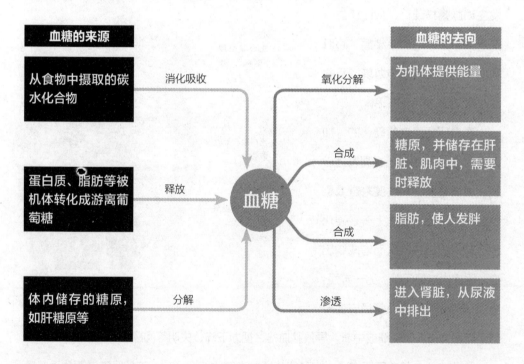

● 血糖多高是糖尿病

血液中血糖浓度的数值就是血糖值。在正常情况下，血糖值的上升与下降是在一定范围内浮动的，超出这个范围，就容易影响人体代谢，其中糖代谢出现紊乱，就可导致糖尿病。

正常人的糖代谢过程

米面、水果、蔬菜、肉蛋鱼等都含有碳水化合物，这些食物进入肠胃后被消化分解成葡萄糖，之后葡萄糖会进入血液，变身成为"血糖"。这时，身体检测到血糖增多，胰岛细胞就会分泌胰岛素，以将葡萄糖转化成能量，为身体提供热能和动力，保持各脏器的持续运转。

糖尿病是如何形成的

随着社会发展、生活条件改善，很多人暴饮暴食、过量饮食喝酒，加上缺乏运动，葡萄糖来不及消耗和转化，从而导致血糖陡升。

为了把血糖降低到正常水平，胰岛细胞不得不快速分泌胰岛素来降低血糖，这样又使血糖陡降，胰岛细胞又被迫分泌胰高血糖素以把血糖升高到规定的水平。来回折腾，胰岛疲惫不堪，胰岛素的效率也大打折扣，慢慢形成"胰岛素抵抗"现象（即糖尿病前期）。

"工作"效率低了，但又不能放任血糖升高不管，胰岛细胞被迫分泌超大量的胰岛素，但长此以往，胰岛细胞会因超负荷工作而坏死、衰竭，形成"胰岛素相对缺乏"现象。血糖的分解与利用离不开胰岛素，胰岛素不足，血糖就会在血液中越积越多，长期维持在一个较高的水平，形成糖尿病。

糖尿病的诊断标准

糖代谢状态分类（WTO1999）		
糖代谢分类	静脉血浆葡萄糖（mmol/L）	
	空腹血糖	糖负荷后2h血糖
正常血糖	<6.1	<7.8
空腹血糖受损（IFG）	≥6.1，<7.0	<7.8
糖耐量异常（IGT）	<7.0	≥7.8，<11.1
糖尿病	≥7.0	≥11.1

糖尿病的诊断标准	
诊断标准	静脉血浆葡萄糖（mmol/L）
典型糖尿病症状（烦渴多饮、多尿、多食、不明原因的体重下降）加上随机血糖	≥11.1
空腹血糖	≥7.0
葡萄糖负荷后2h血糖无典型糖尿病症状者，需改日复查后确认	≥11.1

注：

①糖负荷后2h血糖、葡萄糖负荷后2h血糖：常指餐后2小时血糖。

②IFG、IGT：统称为糖调节受损，也称糖尿病前期。

③空腹状态：指至少8小时没有进食热量。

④随机血糖：指不考虑上次用餐时间，一天中任意时间的血糖，不能用来诊断空腹血糖异常或糖耐量异常。

⑤空腹血糖值≥7.0毫摩尔/升，或者餐后2小时血糖值≥11.1毫摩尔/升，并且糖化血红蛋白HbA1c≥6.5%，基本上可以确定是糖尿病了（2011年，世界卫生组织（WHO）建议在条件具备的国家和地区采用HbA1c诊断糖尿病，诊断切点为HbA1c≥6.5%。）

温馨提示

进行血糖监测时，如果你的空腹血糖高于6.1毫摩尔/升、小于7.0毫摩尔/升，或者餐后2小时血糖高于7.8毫摩尔/升、小于11.1毫摩尔/升，虽然没有达到糖尿病的诊断标准，但表示已经有空腹血糖受损或糖耐量异常了，需要引起重视，及时调整生活、饮食方式，避免被糖尿病"收编"。

● 糖尿病有哪些类型

临床上，糖尿病主要有如下类型：

1型糖尿病

又称"胰岛素依赖性糖尿病"，主要因胰岛素分泌缺乏且胰岛功能低下造成，必须依赖外源性胰岛素补充以维持生命。

2型糖尿病

又称"非胰岛素依赖性糖尿病"，多因胰岛功能减弱、体内胰岛素相对缺乏所致，90%的糖尿病患者都属于2型糖尿病。2型糖尿病可通过口服降糖药、饮食调理、运动锻炼等方式控制血糖。

1型糖尿病 vs 2型糖尿病

	1型糖尿病	2型糖尿病
发病年龄	多在青少年时期发病	多在35岁以后发病
病情特点	◎ 发病比较急，病情也比较重 ◎ 常有吃得多、喝得多、口渴、消瘦等十分明显的症状，严重的甚至出现酮症酸中毒 ◎ 部分1型糖尿病是缓慢发展而成的，如成年1型糖尿病	病情比较缓和、隐蔽，症状不明显，有些患者是在健康体检时发现
治疗特点	终身依赖于外来胰岛素治疗，以使血糖保持平稳。如果治疗不及时，极易导致酮症酸中毒而威胁生命	可通过服用药物刺激胰岛素分泌。但也有部分患者到后期需要使用胰岛素治疗

妊娠糖尿病

女性在怀孕期间患上的糖尿病被称为妊娠糖尿病。有的患者在分娩之后糖尿病自动消失，也有将近30%的妊娠糖尿病患者在分娩之后发展为2型糖尿病。

其他特殊类型糖尿病

由明确病因引起的继发性糖尿病，以及基因缺陷、不当使用药物及化学品、感染等原因所引起的各种糖尿病。有些特殊类型的糖尿病可随原发疾病的治愈而缓解。

● 糖尿病的典型表现

糖尿病的典型症状为"三多一少"，"三多"即多尿、多饮、多食，"一少"为体重减轻。

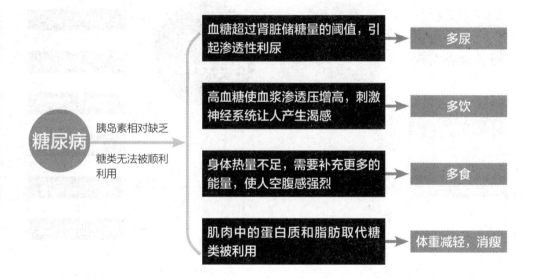

"三多一少"并不代表就是糖尿病，例如体能消耗过大可使人多食；减肥和夏季食欲不振时也会出现体重减轻；患有某些疾病也会出现多饮、多尿的症状等等。

没有"三多一少"不代表着没事，因为有的人对高血糖不敏感，即使血糖已经很高了，但身体上没什么感觉；也有的人肾阈值升高了，虽然已经属于糖尿病，但多尿的症状并不明显。

因此，建议35岁以上的中年人以及有糖尿病家族遗传史、妊娠期女性、体重严重超标者，要定期体检，做到早发现早控制。

● 糖尿病可能带来的后果

都说糖尿病并不可怕，可怕的是并发症。糖尿病的并发症分急性并发症和慢性并发症：

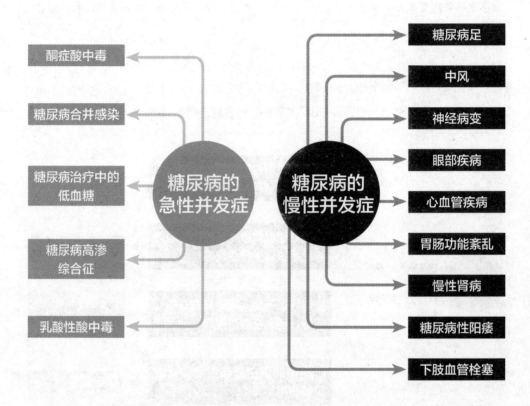

糖尿病的急性并发症

糖尿病的慢性并发症

酮症酸中毒

糖尿病合并感染

糖尿病治疗中的低血糖

糖尿病高渗综合征

乳酸性酸中毒

糖尿病的急性并发症

糖尿病的慢性并发症

糖尿病足

中风

神经病变

眼部疾病

心血管疾病

胃肠功能紊乱

慢性肾病

糖尿病性阳痿

下肢血管栓塞

糖尿病急性并发症大多和血糖急剧升高、不恰当用药或停药、感染、饮食不节、精神刺激、急性应激状态等分不开，而且发病凶险，严重时可威胁生命。

糖尿病慢性并发症也是重点防治对象。长期的血糖升高，可使血液黏稠度增加，更容易造成血液垃圾黏附在血管壁上，造成血管堵塞、老化，再加上高血压、高血脂、高尿酸等因素，可加快血管老化和堵塞的速度，从而引发心脑血管疾病、神经病变、视网膜病变、肾病、糖尿病足等并发症。

血糖控制不好，会使人从头到脚都受伤害。为了避免上述伤害的发生，糖尿病患者需要合理饮食、科学运动，积极配合医生，遵医嘱服用降糖药物或使用胰岛素，定期监测血糖，控制好血糖。

高血脂：危险的"无声杀手"

　　人体相当于一台精密的仪器，任何一个部位出了问题都会"牵一发而动全身"，尤其是血液，流经身体里的每一个部分。所以当血液中的脂类物质含量过高时，势必会影响到其他脏器。高血脂还十分隐蔽，常常没有明显症状，却在悄无声息地伤害身体，因而被称为"无声杀手"。

● 什么是血脂

　　血液中的脂类物质，统称为血脂。血浆中的脂类包括胆固醇、甘油三酯、磷脂和游离脂肪酸等。

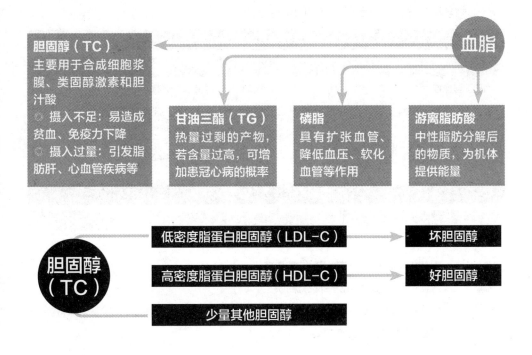

● 血脂的正常范围

　　人体需要摄入适量脂类来维持正常的生命活动，但脂类摄入过多，就会在血管内壁堆积，导致血脂升高，引发高脂血症。

血脂六大检测项目	正常值
总胆固醇（TC）	3.36~5.70 毫摩 / 升
低密度脂蛋白胆固醇（LDL-C）	小于 3.12 毫摩 / 升
高密度脂蛋白胆固醇（HDL-C）	0.91~2.19 毫摩 / 升
甘油三酯（TG）	男性甘油三酯的正常值为 0.45~1.81 毫摩 / 升
	女性甘油三酯的正常值为 0.23~1.22 毫摩 / 升
载脂蛋白 A1	2.86~4.16 毫摩 / 升（110~160 毫克 / 分升）
载脂蛋白 B	1.79~2.57 毫摩 / 升（69~99 毫克 / 分升）

上面任何一项异常或同时多项异常，即为高脂血症或血脂异常。

注：
以上数据仅供参考。因不同的化验方法，血脂正常范围值也不一样，请具体看化验单参考值描述。

● 血脂异常有哪些类型？

血脂异常的分类比较复杂，常见的类型有：

血脂异常分类 1（临床分型）	
类型	说明
高胆固醇血症	血清中总胆固醇水平增高
混合型高血脂	血清总胆固醇与甘油三酯水平都增高
高甘油三酯血症	血清甘油三酯水平增高
低高密度脂蛋白血症	血清高密度脂蛋白水平降低

血脂异常分类 2（WTO 分型）	
Ⅰ型	血液中的甘油三酯（TG）浓度极高，常达到 56 毫摩尔 / 升以上
Ⅱ a 型	血中胆固醇（TC）浓度高，有时可高达 26 毫摩尔 / 升
Ⅱ b 型	低密度脂蛋白和极低密度脂蛋白均增高
Ⅲ型	血浆甘油三酯可达 1.65~11 毫摩 / 升
Ⅳ型	甘油三酯增高，胆固醇正常，前 β 脂蛋白异常增高，而 β 脂蛋白不升高，无乳糜微粒
Ⅴ型	甘油三酯增高，胆固醇可增高或正常

● 血脂异常的表现

高血脂外号"无声杀手"，它"潜伏"在人的身体里，却常常不表现出明显的症状，悄无声息地危害人体健康。其实，人体很敏感，只要一有风吹草动，总会留下"蛛丝马迹"。那么，高血脂会在身体留下什么"线索"呢？

轻度高血脂

轻度高血脂一般没有明显的症状或不适，但这并不代表着对身体没有影响。如果有高血脂家族史，喜欢吃肉，不爱运动，或者经常应酬的，最好定期检查血脂。

一般高血脂

一般高血脂会有神疲乏力、肢体麻木、头晕、健忘、胸闷、心悸等表现。当出现上述症状时，别"扛"过去，要到医院检查。

高血脂较重时

高血脂病症较重时，会有头痛、胸闷、气短、心慌、胸痛、乏力、口角斜、不能说话、肢体麻木等症状。此时，血管中的胆固醇"集结"，很有可能堵塞血管，继而导致冠心病、心肌梗死、中风等严重后果，同时还会表现出与并发症相关的症状。出现这些情况时，都不要掉以轻心，应及时到医院检查。

● 血脂异常的后果

血液中如果"坏胆固醇"（低密度脂蛋白胆固醇）一旦过多，就会渗入血管壁中，诱发炎症，进而"引诱"白细胞进入血管壁发炎处，并与之结合形成"泡沫细胞"。这个过程会导致更多的炎症，吸引更多的白细胞，继而导致泡沫细胞聚集，在血管壁上形成斑块。

血管壁上的这些斑块危害极大：

一是它可使血管变硬变窄、失去弹性，导致血管硬化，使血管扩张和收缩能力受阻，从而影响血液流通的速度和量。为了使血液流通正常，心脏就会泵出更多的血液，从而使血压升高，久而久之就会发展成高血压。

二是血管壁上的这些斑块可使血流变慢、血流量变小以及血流携氧量降低，进而导致胸口疼痛、腿部疼痛、勃起功能障碍以及心肌缺氧、大脑缺氧等问题。

三是这些斑块可能是硬的，一直在血管壁上，越积越厚，也有可能是软的，很有可能被流动的血液冲下来形成血栓，有可能导致脑卒中、冠心病、心肌梗死、偏瘫等严重的疾病，从而危害生命健康。

除此之外，高血脂对身体的其他脏器，同样是危险的。对肝脏，高脂血症可导致脂肪肝、肝硬化；对眼部，长期高血脂可导致眼底出血、失明、周围血管疾病等；对肾脏，高血脂可以引起肾动脉硬化乃至狭窄、肾功能衰竭、尿毒症、顽固性高血压；对下肢动脉，血脂高时可以引起下肢动脉硬化乃至狭窄，表现出间歇性跛行，或下肢动脉闭塞，坏死。高血脂同时也是糖耐量异常、糖尿病的一个重要危险因素。

"三高"之间环环相扣，危害大

高血压、高血糖与高血脂合称"三高"，也称代谢综合征。"三高"之间并不是独立的，它们关系密切，互为因果，其共同特点是都损害人体血管，共同作用于靶器官心、脑、肾，最终导致人患冠心病、脑血管病和肾功能衰竭。

● 高血压与高血糖：同根同源

临床上，很多高血压患者尤其是肥胖型高血压患者常伴有糖尿病，而高血压也是糖尿病常见的并发症之一。研究还发现，糖尿病患者患高血压的概率是常人的 1.5~3 倍，高血压患者患糖尿病的概率是常人的 2.5 倍。高血压和高血糖也因此被称为同源性疾病。

两者有相似的致病原因

高血压和糖尿病的发生与遗传因素有较大的关系，二者可能存在共同的遗传基因。另外，二者还有类似的后天因素，例如年龄增大、肥胖症、高热量高糖高盐饮食、缺乏运动、精神压力大、经常熬夜等。

高血糖和高血压的相互关系

血中葡萄糖过高，可使血液变得黏稠、流动速度慢，身体为了维持正常的血液运行，就会增加压力，以使心脏泵出更多的血液，这样不仅加重了心脏的负担，还使血管壁所受的压力增加，长期下来就会引发高血压病。糖代谢紊乱可加速血管动脉硬化，使外周阻力增加而导致血压升高。另外，长期血糖过高会损害肾脏，从而使血管紧张素分泌增加，导致血压升高。

反过来，不少高血压患者也存在胰岛素抵抗，同时高血压可导致动脉粥样硬化，加重高血糖引起的血管和肾脏损害。而血管和肾脏受损又会导致血压升高，继而形成恶性循环。

● 高血糖和高血脂：一对"好姐妹"

高血糖和高血脂被誉为"三高"中的两朵"姐妹花"，它们常形影不离，一起危害人体健康。

血糖升高，血脂也跟着高

糖尿病就是机体代谢紊乱，除了糖代谢异常，也伴有脂肪、蛋白质、水、电解质的代谢紊乱，经常有游离脂肪酸从脂肪库中动员出来，使血中甘油三酯及游离脂肪酸浓度增高。当糖尿病患者的胰岛素不足时，机体内的脂肪代谢酶也会减少，因此造成血脂升高。

另外，如果2型糖尿病患者进食多、运动少，剩余热量转化为脂肪，也会造成血脂升高。

血脂增多，糖尿病加重

糖尿病胰岛素缺乏会引发高血脂，相反高血脂也会加重糖尿病病情。血液中的甘油三酯、低密度脂蛋白胆固醇等脂质增高以后，会在肝脏、肌肉、皮下、腹腔里堆积起来，还有一部分会变成游离脂肪酸。血中游离脂肪酸有两大危害：

一是会引起胰岛素抵抗，即过多的游离脂肪酸可通过抑制肌肉组织等对葡萄糖的利用，促进肝脏将非糖物质如脂类、蛋白质转化成糖，使胰岛素不能有效发挥作用。

二是会引起分泌胰岛素的胰岛 β 细胞功能障碍，因为血游离脂肪酸可以与葡萄糖相互制约，抑制胰岛素的合成和分泌，甘油三酯在 β 细胞内堆积可引起胰岛素分泌功能受损和 β 细胞凋亡，加重糖尿病病情。

● 高血压与高血脂：一对"同胞兄弟"

高血压和高血脂，一个使动脉血管中血流的压力增高，一个使血液中脂类物质含量增高，看似没有关系，其实二者像同胞兄弟，关系十分紧密。

二者有共同的发病基础

高血压和高血脂有着共同的发病基础，例如高热量饮食、缺乏运动、肥胖症、长期压力过大等。

血脂高，血压也跟着高

血脂增高后，脂肪在血管内膜沉积，逐渐形成黄色粥样斑块，长此以往，患者会出现血管壁破溃、出血或管腔变狭窄等，从而使血管壁弹性减弱，导致血压升高。另外，血脂升高时，血黏度也会升高，血管的外周阻力增大，从而加大血流阻力，导致血压升高。

血脂干坏事儿，高血压来"帮忙"

动脉血管最内层有一层严密的内膜，这层内膜的主要作用是保护血管壁，防止胆固醇以及代谢废弃物的侵入。如果血压升高，这层内膜受到的压力较大，很容易出现破损，这时血液中的胆固醇就会乘虚而入，在血管壁内逐渐积累增多，并和白细胞结合形成斑块。

"三高"为什么会高起来

"三高"都属于代谢综合征，它们是同一块土地上生长出来的三棵毒草，一起危害人体健康。那么，这"三高"是怎么高起来的呢？

● 饮食："三高"基本都是吃出来的

俗话说："病从口入。"一日三餐都离不开吃，吃得不对，就很有可能吃出"三高"来。

吃的食物不对，惹来"三高"

食物可以为人体提供热量和营养，但如果吃得不对，就有可能摄入过多的热量、盐分、糖分和脂肪，增加患"三高"的概率。

食物	代表	与"三高"的关系
高糖食物	甜品、糕点、糖果、蜜饯、水果罐头、果酱、冰激凌、饮料等	增加胰岛负担，导致血糖升高、血脂异常
高盐食物	快餐、小点心、油条、面包、香肠、沙拉酱、咸菜、酱菜、咸鸭蛋等	导致水钠潴留，使血压升高，同时还可损害血管壁，增加血脂异常的概率
高油脂食物	煎炸食品、重油的快餐、肥肉、糕点等	容易使人发胖，还会使血管里的胆固醇、甘油三酯含量增多并沉积在血管壁上，导致高血脂、高血压

吃的方式不对，助长"三高"

不仅高糖高盐高油脂饮食会引发"三高"，不良的饮食方式也会增加患"三高"的风险，还会助长"三高"的气焰，加重对身体的损害。

◎ **暴饮暴食：**暴饮暴食不仅会加重肝胆负荷，造成肝功能损害，诱发心脏病，还会使全身血循环减少，使血液黏稠度增加，阻碍血流速度，引发脑梗死及各种并发症。

◎ **饮食不规律：**饮食不规律，经常"饥一顿饱一顿"，会打乱人体的正常节奏，使血糖、血压波动较大。

◎ **吃饭不专心：**一边吃饭一边说话或看电视、玩手机等行为会分散大脑的注意力，使胃对"饱"的敏感度下降，不知不觉就吃多了，这样不仅加重胃肠负担，还会使餐后血糖、血压波动大，加重心脏和血管的负担。

◎ **不吃早餐：**经常不吃早餐，一是会打乱人体正常的代谢，二是容易发生低血糖、血压过低，三是容易造成午餐吃得过多，从而使血糖急剧上升。反复如此，可造成胰岛功能紊乱而致糖尿病。

◎ **晚餐吃得过饱**：晚餐吃得过饱必然会使胃肠负担加重，导致患者失眠、多梦，不利于血压、血糖的控制，还有可能导致

肥胖。

◎ **经常吃零食**：常吃零食会影响正餐的进食，长期下来可能会引起营养不良，影响胰岛的正常功能。另外，零食多是高热量、高盐、高糖、高油脂食物，吃多了可造成血糖升高、血脂增多，对血压控制也极为不利。

● 遗传："三高"和遗传的那些事儿

日常生活中，有不少人发现，父母如果有"三高"问题的，子女出现的概率会比一般人要高，所以不少人认为"三高"会遗传，真的是这样吗？

部分"三高"与基因缺陷有关

"三高"具有遗传倾向，一般有"三高"家族史的人群，其发生"三高"的概率要相对高一些。但是疾病本身不会遗传，遗传的是某些基因，这些基因对"三高"具有易感性，在某些环境刺激或后天因素作用下有可能发病。

一些"三高"患者从父辈中"继承"疾病，还跟肥胖有很大关系。肥胖可引发胰岛素抵抗、血脂和血压升高，而肥胖具

有较高的遗传性，一般父母一方身材比较胖的，孩子身材肥胖的可能性也很大。从这方面来说，"三高"可通过肥胖进行遗传。

共同生活也可能遗传"三高"

一家人共同生活，子女很难不受到长辈的影响，例如：父母爱吃高热量、重口味的食物，子女也跟着吃，长期下去可悄无声息地对机体代谢产生伤害，增加血管堵塞的风险。另外，长辈的脾气秉性、作息时间都会影响到子女，因而父母有"三高"的，子女患"三高"的概率也大。

"三高"高发并非由于遗传

虽然"三高"的发生与遗传因素有关，但随着生活水平的提高，过量摄入高热量食物而导致肥胖，继而造成胰岛素抵抗和胰岛素分泌异常以及血管壁损害，这是目

温馨提示

除了特殊的基因问题，"三高"本身是不遗传的。如果有"三高"家族史，为了减少自身患"三高"的概率，就要检视一下自己和家人的生活、饮食等是否规律，体重管理是否科学。

前导致"三高"发病率越来越高的主要原因。因此，即使父母患有"三高"，如果子女注意预防，养成健康的生活、饮食习惯，那么患"三高"的概率也会大大降低。反过来看，即使没有"三高"家族史，也并不意味着不会得"三高"，如果不注意预防，依旧坚持不良的生活、饮食习惯，也有可能患"三高"。

● 缺乏运动："葛优躺"躺出"三高"

小李从事IT工作5年多，平均一天坐在电脑前的时间在10个小时以上，经常出门开车、回家就躺，活动量少之又少。同时小李还是一个地道的"吃货"，无肉不欢，蔬菜水果吃得少，还爱吃油炸食物。熬夜加班是常事，咖啡、夜宵也少不了。今年小李参加公司组织的体检，结果却让他大吃一惊：体重超重，高血压前期，糖耐量异常，中度脂肪肝。

由于生活节奏的加快，很多年轻人像小李一样，吃得多、动得少，回到家就躺着不动，结果年纪轻轻就被"三高"盯上。

躺着不动，脂肪也不动

运动可以消耗能量，促进脂肪代谢。而经常出门坐车、进门就坐或回家就躺着，活动量很少，对热量的需求也就少。这时如果还像往常一样吃饭，就会造成热量过剩，脂肪堆积，使人变胖。这种胖不单是身体上的，还包括血液中的"胖"——血脂升高。

不爱运动，血压高是常态

动得少，血液中的脂类物质增多，可使血管腔变窄或堵塞，导致血压升高。另外，身体在缺乏活动的情况下，血液流动会变得缓慢，再加上呼吸幅度相对小，吸入的氧气较少，从而使血液携氧量降低，身体各脏器包括大脑、心脏、四肢等处于缺血缺氧的状态，这时身体不得不升高血压，以维持身体各脏器的供血供氧。这也是血压升高的一个重要因素。

运动少，胰岛也动得少

都说"生命在于运动"，运动可促进血液循环，促进新陈代谢，使机体细胞活力变得旺盛起来。如果长期缺乏运动，可使机体细胞活力下降，组织器官、脏腑功能降低，其中就包括胰岛功能。而胰岛功能不足，会影响到胰岛素的分泌，造成胰岛素缺乏和胰岛素作用不足，从而引发糖尿病。

另外，运动还可以通过分解血液中的葡萄糖和氧化脂肪来为身体提供能量，这样血液中多余的葡萄糖和脂肪都被消耗掉，也就起到了降低血糖和调节血脂的作用。但是长期缺乏运动，这些多余的葡萄糖和脂肪没有被分解掉而是在体内堆积，就会加重胰岛负担，造成胰岛功能紊乱，引发或加重糖尿病。

● 不良生活方式："惯"出来的"三高"

当今社会生活节奏快，工作压力大，很多人在不知不觉中养成了一些不良的生活方式，例如熬夜、吸烟、酗酒等。这些行为伤身又伤心，是引发"三高"及心血管疾病的重要因素。

熬夜熬出"三高"

熬夜加班、看手机看到很晚、通宵打游戏等行为，会使身体的各个器官得不到好的休息，会引起交感神经反射紊乱，引发焦虑，使血压升高。熬夜会使大脑皮层活跃，引起下丘脑交感神经中枢兴奋，导致血液中胰高血糖素含量升高，肾上腺素及去甲肾上腺素分泌增多，从而引起血糖的升高、机体的抵抗力降低。熬夜还会使肝功能受损而导致脂肪代谢紊乱，磷脂合成出现障碍，使甘油三酯含量升高，血脂出现异常，进而引发脂肪肝。

抽烟抽出"三高"

吸烟不仅伤肺，还可引起血压、血脂、血糖的升高：

◎ 抽烟可使周围血管收缩，心肌应激性增加，血压上升，心跳加快，加速动脉硬化，易引起冠心病等并发症。

◎ 长期吸烟，香烟中的有害物质可损害到胰岛 β 细胞的功能，使胰岛素分泌减少以及胰岛素功能降低，从而造成胰岛素抵抗，致使血糖升高。

◎ 香烟中的有害物质会影响人体脂肪代谢，使血脂升高。

喝酒喝出"三高"

"小饮怡情，大饮伤身"，不少人觉得喝酒可以让人放松，只要不过量就没事，然而事实真的如此吗？

◎ 酒的主要成分是酒精（乙醇），进入人体后分解成乙醛，而乙醛会损害血管壁。长期大量饮酒，可使血管壁损伤面积增大，给脂肪沉积创造条件，而脂肪沉积后可发生炎症而破坏血管结构，加重血管硬化甚至导致动脉粥样硬化的发生，从而引起血压升高而导致高血压的发生。

◎ 喝酒时，下酒菜必然少不了，这会使人在无形中摄入了大量的热量，从而使血糖上升，胰岛 β 细胞被迫分泌大量的胰岛素把血糖降到正常水平。如果长期大量饮酒，会使胰岛 β 细胞因超负荷工作而"累趴"下来，使胰岛素分泌不足，引发糖尿病。

● "压力山大"：血压、血糖降不下来

现年 35 岁的小吴是一家公司的销售经理，为了完成公司制定的销售目标，这半年来是忙得团团转，每天早出晚归的，就连睡觉都想着销售目标。在最近一次体检中，他检出了糖尿病，这让他吃惊不已："我没有糖尿病家族遗传史，平时也很注意饮食，尽量吃得清淡，也尽量抽时间活动，每天骑共享单车上下班，身材也不胖，怎么会得糖尿病呢？"经过医生的问诊和分析，他才知道，患上糖尿病，跟这半年来压力过大有很大关系。

很多人不知道，紧张、激动、恐惧、抑郁等不良情绪，不单是糖尿病的重要诱因，还有可能诱发高血压和高血脂。

紧张焦虑，糖尿病找上门

一个人如果长期处于过度紧张、压力过大的状态，会导致肾上腺素及肾上腺皮质激素分泌增多，增强交感神经的兴奋性，致使神经内分泌紊乱、代谢加快，加重身体各器官的负担和损害，久而久之就会导致血糖升高，胰腺功能受损，最后形成糖尿病。

压力过大，血压也大

心理压力过大，可使人交感神经过度兴奋，从而导致心跳加速，外周血管阻力增加，使舒张压明显上升。长时间的精神紧张及情绪波动还会影响大脑皮质对皮质下血管舒缩中枢的调节，使血管处于收缩状态，从而引起全身小动脉痉挛而使血压升高。

紧张抑郁，容易血脂异常

情绪紧张抑郁会影响人体的脂肪代谢，使多余的血脂无法分解排出体外，从而导致血液中低密度脂蛋白的含量过高，引发高血脂。另外，有的人会因情绪不佳而胡吃海喝，摄入大量的热量，再加上缺乏运动，过剩的热量会转化成脂肪，导致血脂升高。

因此，防治"三高"，不仅要"管住嘴，迈开腿"，还要劳逸结合，适时排解压力，以保持心境平和、情绪舒缓。

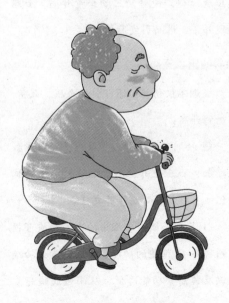

● 肥胖：招惹的可能是"四高"

"一白遮百丑，一胖毁所有"，肥胖毁的不仅是身材，它还有可能使人招惹上"四高"——高血压、糖尿病、高血脂和痛风。

肥胖和糖尿病像"孪生兄弟"

肥胖和糖尿病就像一对"孪生兄弟"，如影随形：2型糖尿病患者的体重一般为超重或者肥胖，长期肥胖的人有很多被查出有糖尿病，出现这种情况的根本原因在于，肥胖者处理葡萄糖的器官对胰岛素不敏感，产生了"胰岛素抵抗"。

很多人都知道，胰岛素是葡萄糖的"搬运工"，在胰岛素的作用下，葡萄糖才能进入细胞，继而被利用，同时使血液中的葡萄糖维持在一定的范围内。肥胖者发生"胰岛素抵抗"时，身体为了满足代谢的需求，就会"逼迫"胰腺的胰岛细胞分泌更多的胰岛素，以使葡萄糖得到正常利用，这样会造成肥胖者血胰岛素水平大大增高，这就是所谓的"高胰岛素血症"。久而久之，胰岛细胞因超负荷工作而渐渐衰竭，最终不能充分生成胰岛素，从而发生糖尿病。

肥胖是发生高血压的重要诱因

肥胖与高血压的关系十分密切，肥胖者的高血压发病率远远高于体重正常者的，而且高血压、肥胖症都是引发心血管疾病的因素。那么，它们之间是怎么搭上"关系"的呢？

◎ 肥胖的人一般血脂比较高，血液黏稠度也高，需要更大的压力才能使血液正常循环；

◎ 肥胖的人由于皮下脂肪增多而对血液的需求也就更多，从而使血容量增多，加重心脏的负担和血管外周阻力；

◎ 肥胖者一般伴有高胰岛素血症，容易引起过量饮食，促使交感神经系统活动增加，肾上腺素的活性也随之增强，继而导致血压升高。

◎ 肥胖可导致肾上腺皮质激素分泌过多，引起水钠潴留，继而引发高血压。

肥胖的人多有高血脂

肥胖的人，尤其是腹部肥胖者，不仅身体胖，血液里的"脂肪"也多。

◎ 脂肪主要是食物通过肠道的消化而吸收进入血液的，而肥胖的人常因伴有高胰岛素血症而进食过多，使得进入血液中的脂肪也变多，日积月累形成了高血脂。

◎ 肥胖的人身上脂肪堆积过多，没有及时被利用掉，也会使血液中的脂类物质含量超标。

◎ 血液中甘油三酯和胆固醇的水平与肥胖程度呈正比。肥胖易使患者机体组织对游离脂肪酸的利用减少，导致血液中脂肪和胆固醇的含量升高。

◎ 肥胖的人不但总胆固醇值较高，且含有的低密度脂蛋白胆固醇也较多，而高密度脂蛋白胆固醇较体重正常者少。

◎ 肥胖的人多数被检查出糖尿病，而胰岛功能不足、胰岛素缺乏，会影响到人体脂肪代谢而发生高血脂。

肥胖增加患"第四高"的风险

由于肥胖导致机体本身的平衡被打破，使内分泌的有序调节被破坏，引发了"三高"的发生。其实，肥胖招惹的不仅只有"三高"，还有"第四高"——痛风。

◎ 肥胖多是胡吃海喝出来的，而肥胖者的饮食结构中含有过多的高嘌呤食物，如啤酒、动物内脏等，加上肥胖的人食量也比普通人大，从而使得嘌呤摄入过多，尿酸的合成也相应增加。

◎ 肥胖者处理葡萄糖的器官对胰岛素不敏感，产生了"胰岛素抵抗"，继而导致肾脏对尿酸的排泄能力下降，尿酸排出减少。

◎ 尿酸的排泄与肾脏的血流量相关，血流量少则尿酸排泄减少，而长期肥胖可导致肾脏血流量减少，从而使尿酸排泄出现障碍，人体内尿酸值升高。

◎ 过多的脂肪在皮下、腹部或内脏器官蓄积，都可影响到嘌呤代谢，使尿酸合成增加。

其实，除了"四高"，肥胖还会增加患脂肪肝、动脉粥样硬化、冠心病、中风等疾病的概率，而且这些疾病之间并不是"各自为政"的，它们相互影响，"狼狈为奸"，一起损害人体健康。因此，不论是否有"三高"或"四高"，都应重视肥胖问题，控制好体重。

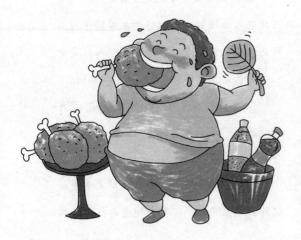

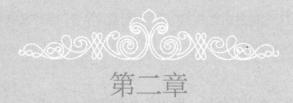

第二章

选对仪器用好药，"三高"降下来

居家监测血压、血糖、血脂，

需要准备哪些仪器，怎样选购？

"三高"患者使用药物治疗时，

什么时间服用药效最佳，

需要注意哪些问题？

哪些药物会影响到病情的控制？

······

"三高"患者需要掌握的这些问题，

本章将做出详细的解答，以供参考。

选对测量仪器，帮助控制"三高"

有相当一部分"三高"患者，早期并没有症状，等到突发脑出血、心肌梗死等意外时，才发现自己血压或血糖过高，因此无症状的"三高"更危险。高龄、肥胖及有血脂异常、心脏病以及体检时发现高血压前期、糖耐量异常者，最好家中常备相关检测仪器，以便监控自身的健康情况。

● 血压计：水银、气压、电子各有利弊

经常测量血压，能随时掌控病情，但经常去医院测量很不方便，高血压患者最好在家中准备一个血压仪。

血压仪的种类

常用的血压仪有水银柱（汞柱）式血压仪、气压表（弹簧）式血压仪和电子血压仪，这三种血压仪各有利弊，高血压患者可根据需要选择：

类型	优点	缺点	注意事项
水银柱（汞柱）式血压仪	分台式、立式两种，结果相对可靠，因而最为常用	体积稍大，不便携带，携带过程中容易使水银外泄而影响准确性	每次测量血压前需要检查水银凸面是否在零刻度，测量完毕后按照使用说明收好
气压表（弹簧）式血压仪	体积小，携带方便，且无水银外泄的缺点	随着应用次数的增多，弹簧性状可能发生改变	定期与标准的水银柱式血压计进行校准
电子血压仪	操作简便，读数直观，适合家庭使用	而影响结果误差率较高	经常与标准水银柱式血压计进行校准

血压计选购技巧

◎ **检查外观：**注意外包装或明显位置是否标明名称、型号、测量上限、厂家、出厂日期以及标准文号和型式批准文号。

◎ **检查精度：**血压计的误差范围一般在 2~3 毫米汞柱。选购电子血压计时，可按说明书进行操作，重复检测几次，看看其重复性是否良好、数字是否有缺失，有条件时可与水银柱式血压计测量的数值进行对比。

◎ **交替法测量：**这是简单判断血压计是否准确的一种方法，即第一次用水银柱

式血压计测量血压，休息3分钟，用电子血压计测量第二次，然后再休息3分钟，最后用水银柱式血压计测量第3次。取第一次和第三次的平均值，与第二次进行对比，误差值小于5毫米汞柱属于正常范围，可选购。

◎ **对比价格：** 患者可根据自己的预算，选择性价比较高的型号。

● 血糖仪：安全、准确很重要

目前居家自测血糖的方法主要有尿糖试纸、血糖试纸、血糖检测仪等，其中血糖检测仪轻便小巧，携带方便，操作简单，因而成为很多糖尿病患者居家监测血糖的选择。在选购血糖仪时，建议选择血量要求少、无须调码、电池更换方便、操作步骤少、对操作者要求低的血糖仪，同时还要注意以下两项"硬性指标"：

安全第一位

血糖仪属于二类医疗器材，需要经过相关部门审批才能生产，因此应选择包装盒上有药监局批文的正规厂家生产的血糖仪。

注意准确性

在选购血糖仪时，要注意看包装盒该款血糖仪是否符合2013版新标准——ISO 15197 2013《体外诊断检测系统——血糖监测系统通用技术要求》修订版，符合该要求的才是合格产品。

此外，还应注意是否配备校准液，校准液是用来测定血糖仪测量是否准确的工具，如果没有配备校准液的不建议购买。

● 体重秤：管理自己的体重

肥胖与"三高"的关系非常密切，建议"三高"患者的家中准备一台体重秤，以便随时监测、控制自己的体重，避免肥胖。

● 电子计步器：有效监测运动量

有条件的"三高"患者可准备一个电子计步器，更精准地把握步数和运动强度，看看运动量是否达标。工作比较忙碌的人可把走路和工作、生活结合起来，例如参加会议时，利用会前、中场休息的时间走一走；伏案工作一段时间后，起来到走廊走一走，同时看看窗外的风景；出门时尽量坐公交、地铁，让自己多走点路等。

用对药物，有效控制血压

高血压患者无论是否出现相应症状，只要出现血压升高就会损害身体的多种器官，严重时，会引发脑梗死、脑出血等症。因此，大部分高血压患者需要服用降压药物来控制血压。那么，在服用降压药时应注意哪些问题呢？

● 服用降压药，必须遵医嘱

许多高血压患者起初并没有明显症状，所以不把高血压当一回事儿，认为高血压没什么大不了的，自己买点儿降压药吃一吃，把血压控制以下就好了。这是大错特错的，高血压患者用药，必须遵医嘱。

选择降压药要因人而异

常用降压药物包括钙通道阻滞剂（CCB）、血管紧张素转化酶抑制剂（ACEI）、血管紧张素受体拮抗剂（ARB）、利尿剂和 β 受体阻滞剂五类，以及由上述药物组成的固定配比复方制剂。不同类型的降压药，其作用也不同，而且高血压的发病机制复杂多样，若服药不对症，降压效果则不明显，还可能引发副作用，加重病情。

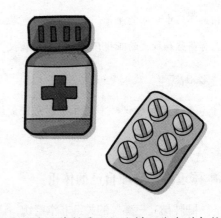

另外，不同病程的患者，其用药也不相同。例如轻度高血压患者可以采取用单一的药物进行治疗，但中、重度高血压患者，则常采取联合用药治疗。因为高血压的发病机制常是多元化的，而一种降压药往往只针对一种发病机制进行调整，单一用药的治疗效果有限，若要达到预期效果，势必要加重用药剂量，但这样可能会引起较重的药物不良反应，这时就需要根据药效学合理搭配的联合用药法，以发挥药物的协同作用，同时减少每种药物的剂量，抵消药物的不良反应。

所以，高血压患者要在医生的指导下，正确选用对病情有最大疗效的降压药，切不能凭感觉乱用药物。

初服降压药，从小剂量开始

一般情况下，根据医生用药方案在进行药物治疗1~4周之后，降压药才会表现出相对明显的降压效果，这是一个循序渐进、缓慢适应的治疗过程。在这个过程中，要遵循小剂量服药原则，不可随意增加药量，以免血压急速下降，引发头晕、乏力、晕倒等低血压症状，并发心脑血管疾病的高血压患者，还可能诱发脑卒中、心绞痛等病症。

Hold 住！不要随意换药

有的患者服用降压药后，觉得效果不明显，就坐不住了，自行更换药物，甚至听信"偏方"或者迷恋某些所谓的高血压保健品。这种做法是治疗高血压的大忌。

正常情况下，降压药物的药效在用药1~4周之后，才能表现出来，用药初期可能会出现降压效果不佳的情况，这时，患者要稳住气，不要急着换药。否则不仅降压的效果差，还有可能因为掌握不好剂量或药物不对症而发生意外。

一般而言，在使用一种降压药后，患者出现不良反应、无法耐受或使用足量的药物仍达不到良好的降压效果时，才需要更换药物，而且换药也要遵医嘱。

年轻人不要轻易服用降压药

生活压力大、工作节奏快、应酬多、嗜酒、吸烟、饮食和睡眠不规律等，都会导致年轻人患上高血压。但年轻的高血压患者不宜服用药物进行降压。因为高血压患者一旦开始用药，就要每天按时服用，不能擅自停药，对于年轻人来说，这种终身服药的方式存在安全隐患。因此，对于年轻的高血压患者而言，药物降压并不是首选方法。患者可以根据自身的病因，通过调整生活方式、改善生活习惯、注意科学饮食及进行适当的体育锻炼来控制血压。必须服用药物时，一定要遵医嘱，切忌凭感觉自行服药。

遵医嘱适时调整药量

一些血压控制良好的患者，应在医生的指导下适当降低降压药的剂量，以免血压降低过多，出现负面影响。而血压控制不好的患者，则需适当调高用药剂量，以免达不到治疗目标。另外，季节变化、温度刺激等因素也有可能使血压发生波动，这时也需要在医生的指导下调整药量。

温馨提示

降压药的选择，需要经过必要的检查，兼顾患者的身体素质、血压水平、重要器官损害和并发症等，"量体裁衣"，才能在起到最佳疗效的同时，最大限度地降低对身体的损害。

● 不同季节的用药注意事项

徐师傅虽然只有50岁，但高血压的病史却有10年了。他观察发现，每到夏天血压就会自动下降，于是每年夏天他就自行将降压药减半服用。结果有天晚上，他感觉头痛得厉害，家人赶紧送他到医院，一检查结果是出血性中风。

徐师傅观察得很仔细，血压的变化受温度的影响，具有明显的季节性：冬天寒冷，血管收缩使血压升高，而夏季炎热，血管处于扩张状态，血压会相应降低，加上夏天出汗多，使血液中的水分减少，也会使血压降低。所以高血压患者需要在医生的指导下，适时调整降压药，但切莫像徐师傅那样自己调整用药，以免发生意外。除此之外，不同的季节服用降压药还应注意：

夏季：宜用长效缓释降压药，少用利尿剂

夏季因为气温和出汗的原因，虽然血压有所降低，但不少人因为天气燥热，睡眠质量往往比较差，易造成自主神经功能紊乱，从而使血管收缩，致使夜间的血压相对升高。这种情况，可在医生的指导下服用长效缓释的降压药，能较好地控制夜间血压，还能使血压在24小时内保持稳定，能有效减少心脑血管疾病的发生。

另外，高血压患者夏季应在医生的指导下少用利尿剂。利尿剂是治疗无并发症的高血压的重要药物，不但单用降压效果明显，在与那些单独使用无效的降压药联合使用时，降压效果会更加显著，特别适合老年和肥胖的高血压患者使用。但是，若高血压患者长期服用利尿剂，则可能出现血脂增高、血液黏稠度增高、血糖升高、痛风、低血钾、室性早搏等症状，引起或加重室性心律失常，从而导致心性猝死、心血管疾病发生率增高等。尤其是夏季炎热，容易出汗，电解质丢失增多，这时服用利尿剂，容易造成低血钾，易使血压升高。

冬季：宜用钙离子拮抗剂、血管紧张素转化酶抑制剂

冬季天气寒冷，易引起交感神经兴奋，使血管收缩加强，心跳加快，从而导致血压升高。而钙离子拮抗剂能够抑制钙离子进入细胞内，削弱心血管肌膜中钙离子的活动，使血管扩张、血压下降，降压效果持久且显著。

血管紧张素转化酶抑制剂则能减弱交感神经对血管的控制作用，对抗由寒冷引起的交感神经兴奋，从而降低血压。因此，高血压患者在冬天宜服用钙离子拮抗剂和血管紧张素转化酶抑制剂。

● 降压药什么时候吃最好

控制血压，服用降压药的时间很关键！在正确的时间服用降压药，能使血压维持在一个平稳状态，减少血压骤然升高或降低对健康的影响。

短效降压药

短效降压药起效作用时间很快，有的仅需3~15分钟，在遇到血压突然升高时常用作急救药。但是，短效降压药的药效维持时间不长，在5~8小时，所以每天需要服用3次，这样才能保证全天血压平稳。

最佳服药时间： 建议每隔6小时服用一次，最好早上6点、中午12点左右和傍晚19点各一次。

中效降压药

中效降压药的维持时间在10~12小时，也有部分控缓释制剂的药效可维持12小时以上。

最佳服药时间： 一般中效降压药一天需要服用2次，建议在早上6~7点和下午16~17点时服用。

长效降压药

长效降压药由于其化学结构或生产工艺的缘故，被人体清除所用的时间较长或在人体中释放缓慢，所以服用1次能维持24小时的降压效果。

最佳服药时间： 长效降压药一般一天服用一次，建议早上6~7点时服用，这样能更好地应对上午的血压高峰。

注意： 睡前不宜服用长效降压药。人体血压在晚上会自行下降，入睡后血液黏稠度也会增加，若在睡前服用长效降压药，可能引发低血压，因此，晚上不宜服用。

温馨提示

临睡前服药，药效会在入睡2小时后达到峰值，但人体在睡眠状态时血压本身就会偏低。因此，临睡前服药会导致睡眠时血压大幅下降，易引发脑梗死、心绞痛及脑血栓等。高血压患者如需晚间服药，则应在入睡前3~4小时服用，以免夜间发生意外。

另外，每个人的血压波动情况都有不同，具体的服药时间应根据血压检测结果，在医生的指导下进行。如果医嘱中的服药时间与文中的相矛盾，以医嘱为准。

正确用药，有效控制血糖

治疗糖尿病、控制血糖，降糖药和胰岛素必不可少。但是，降糖药怎么吃、什么时候吃，注射胰岛素有哪些注意事项，都会影响到降糖的效果，糖尿病患者都需要一一了解。

● 服用降糖药，遵医嘱是硬性指标

要想控制好血糖，糖尿病患者需要谨遵医嘱，根据医生的指导意见正确服用降糖药。

选药一定要遵医嘱

有些药物的降糖作用强，用量过度会出现低血糖反应，轻者出现心慌、乏力、饥饿、大汗等症状，严重者会出现昏迷。还有些药物会损害肝、肾功能，还可能会引起乳酸性酸中毒，威胁生命。因此，糖尿病患者要谨遵医嘱，根据医生的指导意见用药，千万不能乱用药物，以免加重病情。

切勿随意调整剂量

有些糖尿病患者对血糖过高感到惶恐，为了尽快将血糖降下来，常会擅自将多种药物联合服用，或者超剂量服用。这样虽然能起到强效的降血糖作用，但容易矫枉过正，引发低血糖，甚至出现严重的低血糖昏迷。所以，糖尿病患者要遵从医嘱，科学用药，不要抱有侥幸心理，随意增减药量。

频繁换药不可取

药物发挥药效是循序渐进的过程，需要机体适应药物调节后，药效才能显现出来。频繁换药会让糖尿病患者对药物治疗失去信心，变得焦躁、忧虑，不利于血糖的控制。同时，是否需要换药，应在相关的检测和诊断之后，在医生的指导下进行。

切忌盲目停药

到目前为止，还没有能治愈糖尿病的特效药物，糖尿病患者只能通过药物、饮食、运动等方式控制病情，其中很多糖尿病患者需要终生服药，即使血糖恢复到正常水平，也不能盲目停药。擅自停药可能诱发高渗性糖尿病昏迷，还可能引起血糖骤然升高，产生糖尿病酮症酸中毒，严重时会危及生命。

糖尿病患者是否减药或停药，要到医院进行详细的检查，经过医生的诊断后方可减药或停药。另外，减药或停药宜选择血糖偏低时，一片一片甚至半片半片地减量，随时注意减药后血糖的变化及减药过程中出现的不良反应，及时告知医生并做出适当调整。另外，停药不代表糖尿病已被治愈，糖尿病患者停药后应加强饮食控制和运动锻炼，增强治疗效果，以免出现病情反复的情况。

温馨提示

雌激素、黄体酮和口服避孕药不宜与降糖药同服，因为这些药物与降糖药同服时会互相影响疗效，使彼此的药效降低，达不到预期的作用，甚至还会产生不良反应。如降糖药罗格列酮会使口服避孕药失灵，所以有避孕需求的女性糖尿病患者，要多加留意，在服用前一定要向医生咨询。

● 正确的时间用正确的药

降糖药的降糖效果，除了与药物本身的作用有关外，还与服药的剂量和服药时间有一定的关系。如果糖尿病患者不了解何时服药，随意选择在餐前、餐中或是餐后服用，不仅会使药效大打折扣，还可能产生副作用如血糖升高持久不降、血糖波动大、低血糖等，时间一长，很可能会造成更严重的血糖代谢紊乱，使病情恶化。因此，预先咨询医生正确的服药时间是十分有必要的。

餐前 30 分钟服药

一般需在餐前 30 分钟服用的药物多是磺脲类降糖药，尤其是格列本脲（优降糖）、格列波脲（克糖利）、格列齐特（达美康）、格列吡嗪（美吡达）、格列喹酮（糖适平）等中、短效磺脲类的降糖药。这类降糖药在餐前 30 分钟服用，可使药物的作用与餐后血糖的高峰值几乎同步，有利于充分发挥药物的降糖作用。

餐前 15 分钟内服药

一般在餐前 15 分钟内服用的药物是非磺脲类促胰岛素分泌剂，这类药物起效快，作用时间短，因此在餐前 15 分钟内服用能发挥较好的疗效。

餐中服药

餐中服用的降糖药主要是糖苷酶抑制剂，需要与第一口饭同时咀嚼服用，以免餐后服用此类药物刺激胃肠道，引起恶心、呕吐、腹胀等不良反应，餐中服药，可以减轻不适感。

餐后服药

胰岛素增敏剂和双胍类等降糖药的药

效不受进食影响，因此可以在餐后服用。

清晨空腹服用

清晨可空腹服用胰岛素增敏剂文迪亚等降糖药。需要注意的是药片必须整片服用，不可掰开，以免增强药效和缩短药物作用时间，造成副作用。

中药服用方法

常用的中成药类降糖药，一般在餐前餐后服用均可，需要注意的是，消渴丸含有优降糖，需要在餐前30分钟服用。

● 胰岛素的使用和注意事项

糖尿病离不开胰岛素，特别是1型糖尿病患者以及2型糖尿病病情较为严重者，注射胰岛素是常用的治疗方法之一。胰岛素可不是随便扎一针就了事，如果使用不当会出现不良反应。那么，应该如何使用胰岛素呢？

胰岛素的剂型和使用注意事项

胰岛素可分为三类：动物胰岛素（包括牛胰岛素和猪胰岛素）、人胰岛素和人胰岛素类似物。动物胰岛素是指从猪和牛的胰腺中提取的胰岛素，因存在一些缺点，较少使用；人胰岛素类似物泛指即可模拟正常胰岛素的分泌，同时在结构上与胰岛素也相似的物质，价格较贵，用得也较少；人胰岛素是利用基因重组技术生产出来的胰岛素，是目前应用最多的。

根据作用时间的不同，胰岛素可分为下表中的诸类。

分类	常用药举例	使用注意事项
超短效胰岛素	优泌乐（赖脯胰岛素） 诺和锐（门冬胰岛素）	◎注射后10~20分钟起效，40分钟为作用高峰 ◎作用持续时间3~5小时 ◎可餐前皮下注射
短效胰岛素	优泌林 R 诺和灵 R 甘舒霖 R	◎注射后30分钟起效，2~4小时为作用高峰，持续6~8小时 ◎可用于皮下、肌肉注射及静脉点滴 ◎一般在餐前30分钟皮下注射

分类	常用药举例	使用注意事项
中效胰岛素	优泌林 N 诺和灵 N、 甘舒霖 N	◎ 注射后 1.5 小时起效，4~12 小时为作用高峰，持续时间为 18~24 小时 ◎ 根据病情，每日注射一次或两次 ◎ 皮下或肌肉注射，但不可静脉点滴 ◎ 中效胰岛素是混悬液，抽取前应摇匀
预混胰岛素	优泌林 70/30 诺和灵 30R 诺和灵 50R 甘舒霖 30R	◎ 仅能皮下注射 ◎ 制剂中的短效成分起效快，可控制餐后血糖 ◎ 中效成分持续时间长，主要起基础胰岛素分泌作用
长效胰岛素	来得时（甘精胰岛素） 诺和平（地特胰岛素）	◎ 起效时间 1.5 小时，无明显峰值出现，持续时间为 24~36 小时 ◎ 一般不单用，常与短效胰岛素合用 ◎ 不可作静脉点滴

胰岛素的注射部位

注射胰岛素，一般选择腹部、上臂、大腿和臀部。这是因为这些部位的皮肤不仅有可吸收胰岛素的皮下脂肪，且没有较多神经分布，注射时的不适感相对较少。不同的注射部位，胰岛素的吸收速度不同，由快到慢依次是腹部、上臂、大腿、臀部。

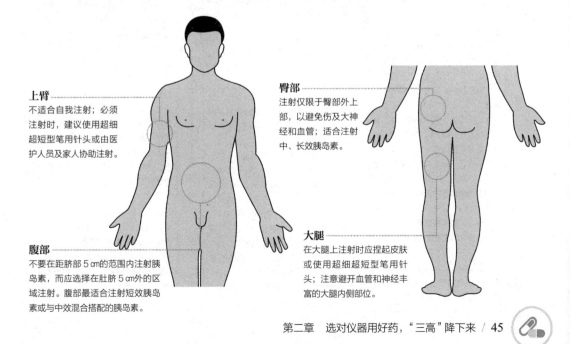

上臂
不适合自我注射；必须注射时，建议使用超细超短型笔用针头或由医护人员及家人协助注射。

腹部
不要在距脐部 5 cm 的范围内注射胰岛素，而应选择在肚脐 5 cm 外的区域注射。腹部最适合注射短效胰岛素或与中效混合搭配的胰岛素。

臀部
注射仅限于臀部外上部，以避免伤及大神经和血管；适合注射中、长效胰岛素。

大腿
在大腿上注射时应捏起皮肤或使用超细超短型笔用针头；注意避开血管和神经丰富的大腿内侧部位。

少数糖尿病患者在长期注射胰岛素后，可能会出现皮下脂肪萎缩和脂肪肥厚的问题，因此患者在进行胰岛素注射时应注意以下事项：

◎ 有条件的糖尿病患者尽量选择纯度高、杂质少的胰岛素（如诺和灵），以减少脂肪萎缩的发生率。因为注射部位的脂肪萎缩可能与胰岛素制剂中含有少量杂质有关。

◎ 勤换胰岛素注射部位。糖尿病患者可根据自己的实际情况，将注射部位分成几个区域，轮流在不同区域注射胰岛素，如每天需要注射 2 次，就可以分为左右区域进行交替注射。

◎ 在同一区域内注射胰岛素时，两次注射进针的部位要有一定的间距，以免引起皮下脂肪变化而形成硬结，影响药物的吸收和疗效。

◎ 如果选择皮下注射，要注意避开大血管、神经和骨头，也不可在组织隆起或有瘢痕的部位注射胰岛素。

自行注射胰岛素的方法

糖尿病患者病情稳定后，通常需要居家调养，需要自行注射胰岛素，常用的方法如下：

1. 对双手进行清洁、消毒。

2. 提前 30 分钟左右从冰箱中取出瓶装胰岛素或胰岛素笔芯，放置在室温下使之回暖。

3. 认真核对胰岛素和笔芯。使用前，要仔细核对胰岛素的剂型是否正确，是否在有效期内；检查笔芯是否破损，有无漏夜，以及药液形状；确保胰岛素笔内有足够的胰岛素量。
注意：使用前，要仔细核对胰岛素的剂型是否正确，是否在有效期内检查笔芯是否破损，有无漏夜，以及药液形状；确保胰岛素笔内有足够的胰岛素量。注射预混胰岛素前，应确保胰岛素笔中的预混胰岛素大于 12U，以保证剩余的胰岛素能被充分混匀。如果胰岛素笔内的胰岛素量不足，则需要及时更换笔芯。

4. 安装胰岛素笔芯：先旋开笔帽，拧开笔芯架，装入笔芯后拧紧。

5. 在使用 NPH、预混胰岛素等药剂之前，应将胰岛素充分混匀。方法为：将胰岛素笔平放在一手的掌心中，另一只手水平滚动胰岛素笔 10 次，然后用双手夹住胰岛素笔上下翻动 10 次，直至瓶内的药液变成均匀的云雾状白色液体。

6. 正确安装针头，排尽笔芯内空气，然后转动剂量调节旋钮拨至需要的剂量。
安装针头的方法：取一个新的一次性针头，揭掉针头上的保护片，对准笔芯架旋紧，取下针头的外帽（留用）、内帽（可丢弃）。
排尽空气的方法：将剂量调节旋钮拨至 2U，针头朝上，轻轻用手指敲打笔芯使气泡聚集在上部，然后按压注射器，直至一滴胰岛素从针头溢出，说明笔芯内的气泡已排尽。
注意：使用预混胰岛素，需要先摇匀再安装针头，避免在摇匀过程中部分胰岛素溢出。其余剂型则在安装笔芯后，直接安装针头。

7. 确定好注射部位，先用碘酒消毒，再用乙醇消毒。消毒时，由注射部位中心向四周消毒。

8. 根据胰岛素注射笔针头的长度，判断是否捏皮，选择合适的手法及进针角度，快速进针，然后缓慢推注直至注射按钮不能再向前推进。
注意：绝大多数成人 4 厘米和 5 厘米针头无需捏皮，垂直进针注射即可；使用 6 厘米及以上的针头时，需要捏皮或 45° 进针。

9. 注射完毕后，针头滞留至少 10 秒后再拔出，然后立即旋上针头外帽，并将针头从注射笔上取下，放在硬盒子或瓶子中，最后妥善处理。

注射胰岛素后也要"管住嘴"

注射胰岛素的糖尿病患者要注意定时定量进食，不可随意饮食，否则会引起血糖波动，对病情控制不利。

◎ **要定时进食：** 胰岛素被注入人体后，就会发挥降血糖的作用，如果糖尿病患者未能及时进食，会引发生严重的低血糖反应；但如果进食过早，胰岛素发挥作用的时间和餐后血糖上升的时间不同步，可能会出现先是高血糖，然后血糖持续下降，出现低血糖的情况。

◎ **要定量饮食：** 因为胰岛素的用量是医生根据糖尿病患者相对固定的食量来制订的。患者注射了胰岛素后，如果饮食过量，胰岛素效应就会不足，会出现餐后高血糖；但如果饮食过少，胰岛素发挥的效应过量，则会出现低血糖。

贮存胰岛素的条件和注意事项

胰岛素是一种生物制剂，其稳定性和贮存温度密切相关，温度过高或者温度过低都会影响胰岛素的作用。以下是常见胰岛素的贮存条件和贮存时间，以供读者朋友参考。

胰岛素分类	贮存条件	贮存时间
瓶装胰岛素	25℃室温	6周左右
	2~8℃（未开封）	保存至有效期
	冰箱冷藏室（已使用）	3个月
胰岛素笔芯	25℃室温	4周左右
	2~8℃（未开封）	保存至有效期
	随身携带（已使用）	4周
中、长效胰岛素	5℃	3年
普通胰岛素和结晶锌胰岛素	5℃	3个月

胰岛素日晒2小时即会失效，因此，应禁止强光照射。没有低温贮存条件时，要尽量将胰岛素放置在阴凉干燥且安全的地方。另外，在乘坐飞机时不要将胰岛素放在行李中托运，因为高空托运环境常在冷冻点以下，会影响胰岛素的作用。

谨慎用药，有效控制血脂

轻度和低危的高血脂患者可通过"管住嘴，迈开腿"以及改变生活方式，将血脂控制在理想范围。对于需要服用药物的高血脂患者，则要遵医嘱合理用药，联合饮食、运动，这样才能最大限度地发挥药效。

● 高血脂人群用药因人而异

使用药物调理血脂时，患者需要根据自己的年龄、病情、身体基础等因素，在医生的指导下，选择合适的药物。

根据病症合理服用降脂药物

治疗高脂血症的药物类型很多，各自针对的病症也不一样。高脂血症患者应先咨询医师，再根据病症进行服药。妊娠期女性和有胃溃疡等症的患者更应该注意，不可擅自服用降脂类药物。

临床常见的降脂类药物	
药物	作用
烟酸类	主要用于治疗原发性高脂血症。
他汀类	这类药物主要有舒降之、立普妥等，其主要作用是降低血中胆固醇的含量。
贝特类	主要有非诺贝特等，其主要作用是降低血中甘油三酯的含量。
胆汁酸螯合剂	如考来烯胺、考来替泊，适用于以胆固醇、低密度脂蛋白升高为主，而甘油三酯水平正常且不能使用他汀类的家族性高胆固醇血症患者。
血脂康	中成药，主要用于治疗高脂血症。

部分高脂血症者需要联合用药

病情较为严重的高脂血症患者，特别是原发性高脂血症患者，在使用单一降脂药物难以达到治疗目标时，常需要联合使用降脂药物。因为联合用药可以充分发挥药物互补协同作用，有利于全面调整血脂异常，也可以减少某一药物剂量增大后的不良反应。

目前治疗高脂血症常用的联合用药方案有：

◎ 他汀类药物和贝特类药物联用；

◎ 他汀类药物和烟酸联用；

◎ 他汀类药物和依折麦布合用；

◎ 他汀类与 ω-3 脂肪酸联用；

◎ 他汀类和胆酸螯合剂联用。

联合用药时宜选用相互作用较少的药物，并且从小剂量开始，服药后要严密观察不良反应。可采用两种药物分早晚服用，以避免相互作用下的不良反应。

另外，在联合用药时，本身有其他疾病的患者需要谨慎用药，如他汀类药物和贝特类药物均有损伤肝功能的可能，老年、妇女、肝肾疾病患者需要慎用。

● 药物调理血脂的注意事项

使用药物调理血脂，不是简单地按时吃药那么简单，需要注意以下方面：

注意药物的副作用

高血脂患者在采用药物治疗后的1~3月内应做血脂和肝肾功能检查，特别是老年、儿童和体弱的高脂血症患者，其脏腑功能较弱，更应注意药物副作用，如检查有异常，应考虑减少剂量或者更换药物。

睡前不宜吃降脂药

高血脂患者不宜在睡前服药，因为很多强效降血脂药物会在一定程度上起到减慢血液流动速度的作用，睡觉前服用有诱发脑卒中的可能。另外，服药后立即躺下睡觉，睡眠时食管蠕动减慢，也可能会使药物黏在食管上，不能顺利到达胃中。而降脂药物虽酸碱性不一，但很多都具有较强的刺激性和腐蚀性，它们在食管中溶解后，会腐蚀食管黏膜，引发食管发炎或药物性食管溃疡。

患者可在睡前两小时服药，服药时可以多喝点白开水，特别是服用胶囊包装的药物时，更要多喝开水。

没有症状≠停药

很多病情严重的患者经过治疗，病症有所缓解，患者通常会认为病情已经好转，于是立刻停止服药或者放弃复诊。这是很危险的行为。因为此时患者的病情虽然确实可能已经缓解，但是血脂水平还是不正常的，擅自停药会导致治疗不达标，引起病情反复，加重病情。因此，没有症状并不等于停药，患者宜到医院检查血脂，根据医生的指导调整用药。

这些人不宜用降胆固醇药物

不是所有的高血脂患者都适合使用降胆固醇药物，尤其是以下人群，切忌自行使用降胆固醇药，以免发生意外：

◎ 活动性肝炎患者不宜使用降胆固醇的药物，因为这类降脂药物主要在肝脏代谢，会加重肝脏的损害。

◎ 孕期或哺乳期女性不宜使用降胆固醇的药物，因为这些药物可能会损害胎儿的健康，而且许多药物会经人乳分泌，药物的副作用也会影响到婴儿的健康。

◎ 70 岁以上的高龄患者，有慢性充血性心力衰竭、晚期脑血管疾病的患者都不宜使用降胆固醇药物。

● 小心！这些药物可能影响降脂

生活中经常被使用的一些药物，如安眠药、减肥药、避孕药、维生素 E 制剂等，有可能会影响到血脂的调理，高血脂患者应谨慎使用。

避免使用干扰脂代谢的药物

高血脂患者要避免使用可干扰脂代谢的药物，以免加重病症，如 β 受体阻滞剂、心得安、利尿剂、双氢克尿噻、速尿、利血平、类固醇激素等，这些药物均可使胆固醇、甘油三酯上升，高密度脂蛋白降低。

不宜服补充维生素 E 的药物

一般正常的饮食即可满足人体对维生素 E 的需求，因而高血脂患者不宜通过药物补充维生素 E。高血脂患者通过药物额外补充维生素 E 不但没有任何降血脂作用，还有可能因为体内维生素 E 含量过高而引发胸闷、憋气、腹泻、血栓性静脉炎、乳腺增生等症状。

使用安眠药要慎重

有睡眠障碍的高血脂患者在使用安眠药时要慎重，因为安眠药可能造成血液黏稠度升高，而高血脂患者的血液黏稠度本来就比常人高，服用安眠药很容易诱发脑卒中。

减肥药不能乱吃

减肥药会产生较多的不良反应：抑制食欲类的减肥药如吲哚类药物，可以减少饥饿感，帮助患者控制热量摄入，加速脂肪代谢，但是它有升高血压的副作用，有心血管疾病并发症的患者要慎用；含甲状腺素的减肥药，会使服用者产生心悸、心烦等症状；而长期服用含有芬氟拉明的减肥药，机体会产生耐药性。

高血脂患者如果减重仍不明显，应在医生的指导下科学服用减肥药，切忌自行服用。

忌长期服用避孕药

口服避孕药是一种由雌激素和孕激素按不同比例组合成的甾体激素制剂。避孕药的雌激素含量越高，高密度脂蛋白胆固醇增加越明显。高血脂患者长期服用避孕药会增加罹患冠心病等并发症的风险。建议高血脂患者采取合适的避孕措施，尽量少服避孕药。

第三章

改变生活方式，让"三高"降下来

我们的身体很敏感，

睡眠、运动、饮食等，

甚至心情起伏、情绪变化都有可能引起风吹草动，

尤其是"三高"患者，

血压、血糖的波动以及血脂水平的高低，

都会对健康有重大的影响。

因此，"三高"患者需要注意日常起居的方方面面，

趋利避害，稳住"三高"，

降低它们对身体的伤害。

养成测量或定期复查"三高"的习惯

定期测量血压、血糖和血脂水平，是了解自身健康比较可靠、实用的方法，但经常去医院测量很不方便，所以"三高"患者需要"自力更生"，学会在家中检测血压、血糖。

● 自测血压的方法和注意事项

自测血压的方法

家庭测血压选择的血压计标准要与医院的一致，使用前要先接受医生的具体指导，以便正确操作。以下是使用电子血压仪测血压的方法：

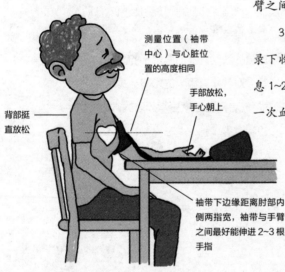

测量位置（袖带中心）与心脏位置的高度相同

手部放松，手心朝上

背部挺直放松

袖带下边缘距离肘部内侧两指宽，袖带与手臂之间最好能伸进2~3根手指

1. 被测量着保持坐姿，手臂放置在桌子上，使测量位置（袖带中心）与心脏位置的高度相同。

2. 将袖带系在上臂上，使袖带下边缘与肘部内侧保持两指宽的距离，袖带和手臂之间能伸进2~3根手指。

3. 按下加压按钮，数字停止不动时记录下收缩压和舒张压的数据。解开袖带休息1~2分钟，然后按照前面的方法测量下一次血压。每次测量2遍，取其平均值。

自测血压的注意事项

◎ 上午8~10时和傍晚4~6时血压处于相对高峰，在这两个时间段测血压，能大致了解被检测者一天中血压的最高点，对了解血压状态及药效作用有积极意义，因此不宜错过这两个时间段的血压测量。

◎ 用短效降压药，2~6小时后再测血压；中效、长效降压药则分别在服药后的2~4和3~6小时再测量血压。刚开始服用降压药或更换药物种类时，则要每隔数小时测量 1 次，以确认药物的降压效果及血压的波动情况。

◎ 测量血压之前要先休息 15 分钟，避免情绪激动、劳累、吸烟、憋尿等，每次测量两遍，间隔 1~2 分钟，取其平均值。刚开始服用降压药或调整降压药种类和剂量时，需连续测量 3 天，之后每周测 2~3 次。

◎ 测量时应根据被测者的年龄选择合适宽度的袖带：成年人用 12 厘米宽的袖带，学龄前儿童用 9~10 厘米的袖带，婴幼儿用 6~7 厘米的袖带。

◎ 袖带缠好后的松紧度应以插入 2~3 根手指为准，过松或过紧都会影响血压值。

● **自测血糖的方法和注意事项**

自测血糖的方法

目前自我检测血糖的方法主要有 4 种，可以根据不同的情况合理选用不同的方法，正确操作，以保证血糖监测结果的准确性。

方法	操作说明
抽取静脉血	一般是到医院抽血检测，建议患者定期到医院抽血查血糖，以便了解自我监测是否准确
尿糖试纸	使用时将尿糖试纸浸入尿液中，湿透 1~2 秒后取出，1 分钟后观察试纸颜色并与标准比色卡对照，可以得出粗略结果
血糖试纸	操作方法类似尿糖测定，只需在手指采血 1 滴，滴在试纸上，在自然光或日光灯下与标准比色卡对照，可以得出粗略结果
快速血糖检测仪	按照使用说明书进行采血测试；但要注意，血糖检测仪测定的血糖数值一般比静脉抽血测定的数值低约 10%

尿糖试纸和血糖试纸只能测出粗略的结果，不够准确。因此，建议患者只在无法使用血糖检测仪和去不了医院检测的情况下使用，有条件的话，最好每日使用血糖检测仪检测血糖。另外，还要定期去医院抽血检测血糖。

注意：血糖检测仪检测的结果，只可用于日常的血糖监测，而不能作为糖尿病诊断依据。

指标	定义	单位	理想	良好	差
空腹血糖	指 8~14 小时未进食测得的血糖值	毫克 / 分升（mg/dl）	<108	108~140	>140
		毫摩尔 / 升（mmol/l）	<6.0	6.0~7.8	>7.8
餐后血糖	指进餐后 2 小时测得的血糖值	毫克 / 分升（mg/dl）	<144	144~180	>180
		毫摩尔 / 升（mmol/l）	<8.0	8.0~10.0	>10.0

自测血糖的注意事项

居家自测血糖，需要注意以下几个方面：

◎ **核对血糖仪准确性：** 购买血糖检测仪后，最好带去医院，同时做一个静脉血糖检测，将结果进行对比，以核对血糖检测仪的准确性。另外，血糖仪在使用一段时间后，可能由于使用、保养不当而导致检测结果不准确。建议患者定期带血糖仪去医院做一次静脉血糖检测值的对比。

◎ **按照说明正确使用血糖仪：** 使用血糖仪之前要详细阅读说明书，避免不正确操作，如果能让医生示范为最佳。

◎ **把控血糖监测的时间和次数：** 血糖监测的时间和次数因人而异，一般监测的时间为三餐前、三餐后 2 小时、睡前或凌晨 1 点到 2 点。血糖控制较好、病情较稳定的糖尿病患者可以适当减少检测次数。

◎ **监测血糖要持之以恒：** 血糖值会受到情绪、饮食、运动、药物及自身激素分泌变化的影响，是在不断变化的。只有坚持长期测量，才能得出相对准确的参考值。

温馨提示

家用血糖仪或医院测血糖仪器，每次测出的数值都会不一样，只要误差值在 10% 以内都是相对准确的，一般误差值不应超过 20%。

● 了解血脂，定期复查血脂水平

目前尚无居家自测血脂的仪器，高血脂人群需要定期到医院复查血脂水平，随时监测病情，避免病情反复。一般应 4~6 周复查一次，血脂趋于正常后可保持 3~6 个月复查一次。

因为血脂水平易受多种因素的影响，为使检查结果能更好地反应血脂状况，所以进行血脂检查时要注意以下事项：

◎ 检查血脂前 3 天禁食油腻食物，早晨静脉抽血前要空腹 12 小时，以免测量结果偏高。

◎ 采血前应维持原来的饮食规律至少 2 周，并保持体重恒定。

◎ 应在生理和病理比较稳定的情况下抽血，即 4~6 周无急性病发作。

◎ 检查前不要服用会影响血脂水平的药物，如避孕药、激素类药物等。

学会释放压力，"三高"也平静

长期压力过大、精神过于紧张焦虑，性格急躁、容易动怒，经常生闷气等，这些不良情绪会加重"三高"，严重地还有可能引发心脏病、脑出血等严重后果。因此，"三高"患者应适度释放压力，保持积极乐观的情绪。

练字、画画，修身养性

习书作画能养神、练气。练习书画时要求全神贯注、意收丹田、不存杂念，同时还要保持呼吸与动作自然配合，着重腹式呼吸，能促进腹腔器官的血液循环，促进胃肠蠕动，改善消化功能。习书作画还可以提升个人素养、调节情绪，有助于改善不良情绪和控制"三高"。

"三高"患者可以选择自己喜欢的书画类型来练习，能做到深入研究最好，这样既能提升自己的欣赏水平，又能巩固兴趣爱好，提升生活情趣。当然，习书作画的目的是调节情绪、陶冶情操，如果患者没有多余的时间和精力来学习更深的技巧，不妨轻松随意一些，尽兴即可。患者还可以将体育锻炼和学习书画相结合，一动一静，互为补充，充实生活，修身养性。

听听音乐，缓解情绪

魏晋诗人阮籍曾说："乐者，使人精神平和，衰气不入，天地交泰。"聆听音乐，对于调节情绪很有助益。"三高"患者如果精神过度紧张或疲劳，可以放松身体，采取一个自己觉得舒服的姿势（坐姿或睡姿），选择听一些轻松、美妙的音乐，或者是自己喜欢的音乐，让自己的情绪平静下来。注意，"三高"患者尤其是高血压患者，不宜听劲爆、动感强烈的摇滚类音乐，以免心跳加快、血压升高。

培养幽默感

幽默感能使人精神松弛，心理平衡，能驱散忧郁的情绪，从而达到稳定血压和血糖、控制病情的目的。

幽默不是油腔滑调，也不是讽刺嘲笑，而是一种从容、平等待人、游刃有余的聪明机智，能通过敏捷的思维和洞察力，捕捉到事物的本质，并以诙谐的语言来体现，让人产生轻松的感觉。

幽默感是可以通过后天学习得到的，乐观地面对生活，养成宽容的态度，多学习，扩大知识面，培养机智敏捷的思维和洞察力等，都能帮助"三高人群"培养幽默感。

慢下来，让大脑放空

对于压力过大、经常紧张焦虑的人来说，生活节奏慢下来很有必要。当工作压力过大时，不妨给自己独处的空间，关掉手机，闭上眼睛，放空大脑，让大脑得到充分的休息。或者是在精神疲惫不堪时，立即停下手头的工作，让自己闭目养神，放松一下。

深呼吸，让心情缓一缓

当感觉身心疲惫时，可以做做深呼吸，让自己缓一缓。深呼吸要采用腹式呼吸，正确的方法为：吸一停（屏气一两秒钟）一呼。吸气时肚皮胀起、呼气时肚皮缩紧，可刺激胃肠蠕动，促进毒素排出，还能调节气机，增加肺活量。深呼吸的具体步骤如下：

1. 端坐在一张没有扶手的椅子上，两脚平放，大腿与地板平行，手自然垂放在大腿上。

2. 用鼻子均匀缓慢地尽量深吸，让气体充满肺泡。吸气时腹部凸起。

3. 连续呼吸，然后屏气一两秒钟，感觉气体缓慢上升，扩充至腹部、胸腔。

4. 用力吐气，呼出的时间要比吸入的时间稍微长一些。吐气时腹部凹陷。

如此反复，保持节奏舒缓，深度以自己感觉良好为宜。

笑，解压最自然、最有效的方式

俗话说："笑一笑，十年少。"笑能触发人体内啡肽的分泌和释放，而内啡肽被称为"一种自我感觉良好的荷尔蒙"，不仅能使人感觉心情舒畅，还有扩张血管、促进免疫系统功能等作用。所以"三高"患者平时不妨多笑一笑。感觉压力大、身心疲惫时，看看笑话，或者好玩的短视频、综艺节目，让自己笑起来。

流泪能减压，也能排毒

都说"男儿有泪不轻弹"，其实哭是一种生理现象，通过哭泣流泪，可以把心中的不良情绪尽快地发泄出去，以便尽快地恢复心理平衡，有助于保持血压、血糖稳定，还能预防许多并发症的发生。同时，哭还有排毒的作用。人在紧张压抑时，身体会产生一些有害的物质，这些物质聚集于体内，可对身体产生不利的影响，所以所以难受、委屈、压抑时，就干脆哭出来，既缓解了情绪，又能帮助排毒。

让自己的朋友多起来

性格内向的人遇到不顺心的事情，常常郁积于心，不肯向人吐露，从而陷于焦虑、苦闷之中不能自拔。建议性格内向的人，尤其是"三高"患者，不妨多参与集体活动，扩大社交圈，让自己的朋友多起来。不要把自己的苦闷总藏在心中，可以在适当的时候向亲人、朋友倾诉。倾诉也是一种正向的发泄。

适当做家务

压力过大、心情不好时可适当做些家务劳动，能加快热量消耗，可降脂减肥，还有助于家庭和谐，调节情绪和压力、缓解病情。当然，患者不宜做劳动量过大的家务，特别是病情比较严重或有冠心病等并发症的患者更要注意活动量，避免加重病情。

"制怒"，少发怒稳住血压

暴怒伤肝，还会使血压产生较大的波动，容易引发血管爆裂，导致脑出血等严重后果。因此，"三高"患者尤其是性格比较急躁的人，需要"制怒"。那么，怎么制怒呢？

林则徐为官清正廉明，为人刚正不阿，但他在遇到不顺心的事时，很容易发怒冲动，亲友们常常规劝他，他也懂得经常发怒是无济于事的，于是自己想了一个办法，写了"制怒"两个大字，把它装裱好，高高地悬挂在书房内，每次进书房一抬头就看到"制怒"二字。日久天长，便将易怒的习惯制住了。

如果你也经常发怒，不妨试试写下来，时刻给自己一个提醒。相信很快就会收到效果。

另外，容易发怒的人往往对小事很在意，别人不经意的一句话会使他把结果往坏处想，结果越想越气，变得怒气冲天。所以"制怒"很重要的一点，就是经常自我反省，不要一味地把事情往坏处想。经常这样审视自己，慢慢地就会减少发怒的次数。

有效睡眠，"三高"高不起来

睡眠不足会使身体各个器官得不到好的休息，会直接影响到血压、血糖的稳定，长期如此还可引发高血脂、脂肪肝。所以，"三高"患者一定有睡好、睡够。

保证充足的睡眠时间

一般情况下，每天应保持 7 小时以上的睡眠时间，中午可以午休 30~50 分钟为宜，老年高血压患者可以睡 60~90 分钟。可根据自身体质特点进行适当调整，以睡眠充足却不过分、醒后有精神且不疲惫为宜。

尽量 11 点前入睡

建议在晚上 10 点左右上床准备睡觉，尽量不要超过 11 点，因为过了零点，如果大脑还处于高度兴奋状态，即使你想睡也无法抑制兴奋，难以入睡，而且在零点之前进入深睡眠状态，有利于肝脏血液回流和排毒。

睡姿要舒服

因为我们的心脏位置偏左，左侧卧容易压迫心脏，因此睡觉时最好不要长时间左侧卧。采取仰卧的睡姿时，手也不要放在胸前，以免压迫心脏。另外，侧卧位时要防止枕头压迫唾液腺引起流涎。

创造良好的睡眠环境

要有良好的睡眠，首先要有一张舒适的床、一个高度合适的枕头、一床冷暖适中的被子，同时要避免在床上读书、看手机、工作等。其次，要注意调整卧室的光线，尽量远离外界噪声，以免这些因素干扰睡眠。

睡前不宜长时间看电视

"三高"患者尤其高血压患者，睡前看电视的时间不宜超过两小时。因为情节紧张的电视节目，更容易让人情绪激动，不仅影响睡眠，还有可能引起血压强烈的波动，严重者更会诱发心脑血管疾病。

温水洗脚助睡眠

"三高"患者可在睡前用温水泡脚，泡脚后对双足进行适当的按摩，能够促进血液循环，既有利于消除一天的疲乏，提高睡眠质量，也有利于控制血压、稳定血糖。注意：有严重并发症以及糖尿病足者不宜泡脚。

良好的排便习惯，不惯"三高"坏毛病

"三高"患者发生便秘后，如果不注意调养，很容易发生意外。所以，"三高"患者应养成良好的排便习惯，防治便秘。

如何养成排便习惯

◎ **每天定时大便**："三高"患者可以有意识地培养排便时间，一般安排在清晨起床后或饭后，逐渐形成规律。

◎ **晨起一杯水**：清晨起床建议喝一杯温开水，既可以降低血液黏稠度，还有助于肠胃蠕动，促进排便。

◎ **适当运动**：运动既可以助消化，也有助于促进肠胃蠕动，提高肠胃功能，还有助于形成胃结肠反射。

◎ **补充膳食纤维**：膳食纤维可促进肠胃蠕动，改善便秘，"三高"患者平时宜多吃富含膳食纤维的食物，少吃辛辣食品，尽量少饮酒或禁酒。

排便的注意事项

◎ **有便意不要忍**：有排便的感觉时宜马上如厕，不要忍，因为长时间忍排便会导致排便欲望克制，从而使排便良好的神经反射也会被克制，容易导致或加重便秘。

◎ **不要急躁、用力屏气**：排便不畅时心情焦躁、屏气用力，可使血压在短时间内飙升，极易导致脑出血、心绞痛、心肌

梗死等，严重的可造成中风甚至猝死。所以，排便时不要急躁，也不要屏气用力，以免诱发脑出血。

◎ **上厕所要专心**：排便时忌看书报、玩手机或吸烟，以免延长排便时间，引起便秘。

◎ **注意肛门的清洁、干燥**：有条件的"三高"患者在便后最好用温水清洗一下，也可用 1:5000 高锰酸钾溶液坐浴，每次 15~20 分钟，水温以 40~45℃为宜。

◎ **老年高血压患者宜"坐"着排便**：蹲着排便可使腹压增加而加重排便困难程度，还有可能因排便困难而屏气用力，增加了发生意外的风险。另外，老年人的生理功能衰退，下肢血脉不通畅，肌肉的力量也不足，久蹲容易腿脚发麻，还可能会摔倒。所以，老年高血压患者排便时，取坐位更安全。

跟烟酒说再见，血糖血压血脂都稳定

长期吸烟、喝酒可损害胰岛功能，干扰血脂代谢和糖代谢，使血管收缩、血压上升。对于已经患上"三高"的人来说，烟酒会降低药效，加重病情。所以，"三高"患者务必要远离烟酒。

循序渐进戒烟

"三高"患者如何戒烟呢？

◎ **下定戒烟决心：**经常浏览吸烟危害健康的内容，时刻警示自己，为了健康一定要戒烟。

◎ **准备好替代物：**烟瘾上来了，可以吃一些低热量低脂肪的零食，或者运动、散步、做家务，以转移注意力。

◎ **寻求亲友的支持：**告诉他们你的目标，要求他们不要在你附近抽烟或给你递烟，在你烟瘾发作时监督鼓励你。

◎ **寻求专业帮助：**经过自己的力量戒烟，但情况还是反反复复，不妨咨询医生，寻求专业帮助。

防范"二手烟"

对于不吸烟的人来说，被动吸入二手烟无疑是一种痛苦的体验，那么怎样才能避免吸入二手烟呢？

◎ **和吸烟的人打"游击战"：**躲开吸烟人群，当他们吸烟时，尽量到空气新鲜的一边，等烟雾消散后再回到原地。

◎ **多开窗通风：**如果室内有人吸烟，尽量多开窗通风。天气不好、不方便开窗时，可打开排气扇或空气净化器换气，以免吸入过多的二手烟。

◎ **屋里放置绿植：**建议在家里或办公室中放些常春藤、绿萝、吊兰等绿植，植物可以吸收空气中的漂浮颗粒，对防范二手烟有助益，还有美化环境的作用。

尽量远离酒精

少量饮酒有舒筋活络、消除疲劳、促进血液循环的作用，但对于"三高"患者来说，要尽量远离酒精。

◎ **循序渐进戒酒：**戒酒是个慢过程，可以渐渐减少饮酒的次数和量，循序渐进，一点一点地把酒戒掉。

◎ **转移注意力：**当想喝酒时，可用运动、做家务等方式来转移注意力，慢慢地就不想喝酒了。

◎ **用药物辅助戒酒：**对于戒酒困难者，可在医生的指导下服用对控制"三高"影响较小的药物，以辅助戒酒。

第四章

养成运动好习惯，改善"三高"

运动是治疗"三高"的极佳"药物"

——长期坚持合理的运动，

能够减少脂肪沉积、改善机体糖耐量、平稳血压、增强体质。

所以，

"三高"患者需要告别"葛优躺"，

不做"低头族"，

根据自身情况，

制定合理的运动计划，

"迈开腿"，动起来！

"三高"患者的运动原则和注意事项

控制"三高","迈开腿"非常关键！适当运动可增强机体免疫力，改善血液循环，调整神经系统功能，还有助于提高生活质量。

"三高"患者的运动原则

◎ **原则1：** 选对运动方式。"三高"患者需要根据自己的年龄、性别、体能、健康状况及心理素质等因素，选择适合自己的运动，不能照搬别人的运动方案，以免对身体造成损伤。

◎ **原则2：** 要持之以恒。运动疗效不是一朝一夕就能显现出来的，不能因为短期内没有看到明显的效果，就轻易放弃。

◎ **原则3：** 要循序渐进。"三高"患者运动时，运动量应从小到大、循序渐进，使机体慢慢进入状态，提高患者对外界环境的适应能力，达到较好的运动效果。切不可突然增加运动量，超过身体适应限度，容易出现意外。

◎ **原则4：** 把控好运动强度，运动量不足达不到辅助治疗的效果，运动过量又不利于病情的控制。所以"三高"患者要学会掌握运动强度，保持适量运动。

运动后最佳状态	运动过量的表现
有轻度疲劳，每分钟的心率以不超过110次为度，且无气喘、胸闷等难受的感觉，反而感到精神愉快、心情舒畅。	有食欲缺乏、恶心、胸闷、头痛的症状。睡眠质量下降，第二天起床后有疲劳感、脉搏加快等不适症状。

"三高"患者运动注意事项

◎ **忌剧烈运动。**

剧烈运动可引起人体应激反应，会使肌肉和血管收缩加强，肾上腺激素分泌增加，导致血糖、血压升高，甚至还可引发心脑血管疾病，危及生命。

◎ **忌空腹运动。**

空腹运动不仅会影响到消化功能，还可能导致低血压、低血糖，使人出现头痛、四肢乏力甚至昏厥。

有以下情况的糖尿病患者在运动前适当加餐：

◎ 血糖轻、中度升高，体质消瘦或低于标准体重的。

◎ 有低血糖倾向或曾经在运动中出现过低血糖反应的。

◎ 临时增加运动量的。

糖尿病患者最好选择在加餐后30~60分钟后锻炼，这样既有利于消化、强身健体，还能防止血糖过高。要注意，服用降糖药后最好禁止运动，有特殊情况必须运动时，应适量加餐。

◎忌运动后立即洗热水澡。

运动后立即洗热水澡，会使肌肉和皮肤的血管扩张，流向肌肉和皮肤的血液增多，导致剩余血液不能满足其他器官的需求，易导致脑和心脏缺血、缺氧，可能会引发急性心脑血管疾病。因此，在做完运动之后，不要立即洗热水澡，应先休息半小时左右再洗，且洗澡时间以5~10分钟为宜。

◎忌做头部向下的动作。

平时头部位于身体的最上端，血液从心脏向上流向大脑较为困难，而头朝下时，头部位置突然低于心脏位置，血液改成向下流向大脑，使流向大脑的血液量增多，易造成脑部血压爆发式增高，使血管爆裂，引发脑出血，所以"三高"患者应尽量避免低头弯腰等头部向下的动作。

运动时发生低血糖的自救措施

糖尿病患者的血糖控制能力较差，运动时体内的葡萄糖被大量消耗，患者容易出现低血糖反应，表现出饥饿、心慌、出冷汗、头晕乏力、四肢颤抖等症状，严重时可能会昏迷不醒。糖尿病患者在运动时出现低血糖先不要惊慌，可以按下列步骤进行自救。

1. 出现低血糖症状时，要立即停止运动，迅速吃一些随身携带的食物，如糖果、巧克力、高热量饮料等，一般在食用后休息10分钟左右，即可缓解低血糖反应。需要注意的是低热量饮料和甜味剂食品并不能缓解低血糖症状。

2. 如经上述处理后症状还未缓解，或者低血糖反应较为严重时，糖尿病患者需要继续增加摄入的碳水化合物的量，再吃些面包或水果，并寻求他人帮忙，将自己送到医院。

3. 神志不清时患者可能无法自救，因此建议患者在随身携带的疾病卡片上写明如下措施：对于神志不清但仍有吞咽能力的患者，可将白糖或葡萄糖放入其口颊和牙齿之间，待溶化后可使其咽下；对于已经昏迷的患者，禁止喂食，防止引起吸入性肺炎，应立即送医院抢救。

4. 有条件的糖尿病患者可以要求医生为自己准备胰高血糖素针剂，并随身携带，将注射方法简明扼要地标明在疾病卡上，这样一旦出现低血糖，糖尿病患者在清醒时可以自己注射，在昏迷时，他人可根据注射方法注射。

适合"三高"患者的运动

● 散步：每天走一走，走出好身材

俗话说："饭后百步走，活到九十九。"每天散散步，对控制体重、防治"三高"很有益处。

散步有哪些好处

◎ 散步就是随便走走，没有什么约束，随心所欲，让心情放松，而良好的情绪和心态是控制"三高"的基础。

◎ 行走时，迈步和摆臂的动作都可使肌肉、筋骨、关节得到拉伸和活动，同时通过肌肉的活动促使血管收缩与扩张，促进血液循环，缓解血管痉挛，使血压下降。

◎ 通过散步，可以加强肺的换气功能，使呼吸变得深沉，心肺功能得到锻炼和加强，还能锻炼心肌，使心脏跳动有力，有助于预防心脏病、高血压。

◎ 散步可消耗肌肉中的糖原和血液中的葡萄糖，还能提高胰岛素敏感性，从而减少胰岛素的消耗量，起到抑制餐后血糖升高的作用。

◎ 散步时的动作和呼吸都要消耗热量，加快脂肪分解，减轻体重，不仅有助于降低血液中脂类物质水平，对于防治糖尿病也有益处。

散步的速度分慢速、中速和快速。慢速为每分钟行40~70米，中速为每分钟行70~90米，快速则为每分钟90~100米。一般在慢速散步时，每分钟消耗53千卡热量，在不增加进食总量的情况下，如果每天散步1小时，坚持3周，就可以减轻体重0.5千克。

正确散步讲究多

"三高"患者可选在空气清新、环境幽静的花园、公园、林荫道上散步。散步时需要注意如下事项：

◎ 散步时宜穿着舒适、透气的运动鞋。尤其是糖尿病患者，由于高血糖的影响，末梢神经变得迟钝，有时脚上有伤口也不会有感觉，很容易因不及时处理伤口而发生感染，因而散步时更要注意选择合适的鞋，以保护好足部，避免脚部被挤压或磨破。

◎ 散步时，要目视前方、抬头挺胸、肩平背直、手臂自然摆动。散步的时长和距离也应循序渐进，以散步后身体微微出汗、略微疲惫但无明显不适为宜。高血压合并心、脑、肾病的患者散步速度不宜过快，以每分钟60~70步为宜。

◎ 若是在饭后散步，最好在进餐后30分钟以后再进行。

● 慢跑：控制体重，提高基础代谢

慢跑时，规律和不间断的摆臂、跑动以及呼吸动作，都能增强胰岛功能，促进细胞对葡萄糖的利用和代谢，还能促进脂肪分解参与供能，降低血液中甘油三酯、低密度脂蛋白胆固醇水平，从而起到降低血糖、血脂的作用。血脂的下降可改善血管壁的弹性，让血流通畅，从而减少血液流动时对血管壁产生的压力。另外，坚持慢跑还能提高心肺功能，帮助身体消耗多余的脂肪，有减肥的作用。

慢跑对控制"三高"的好处这么多，"三高"患者在进行慢跑时要注意哪些问题呢？

◎ 慢跑是一种中等强度的锻炼方法，其运动强度大于散步，适合有一定运动基础、身体素质较好的中青年糖尿病患者、缓进型的1期高血压患者以及没有严重并发症的高血脂人群。

◎ 建议吃完早晚后30分钟，到空气清新的公园或林荫道上进行慢跑。刚吃完饭不宜立即跑步，跑步后也不能立即用餐。糖尿病患者跑步后如果有低血糖的情况，可适当加餐，但注意控制好量，避免血糖急剧升高。

◎ 慢跑的场地宜选择空气清新、道路平整的地方。同时，衣着要舒适、透气，鞋子要合脚。

◎ 慢跑前要做3~5分钟的准备活动，可先快走、小步跑，让双腿、膝盖已经适应跑步动作，再逐渐提高速度。

◎ 进行慢跑时，身体应为直立伸展状态，而双臂适度弯曲，两手半握拳。跑步时腿部不必过于紧张，一腿向后蹬，另一条腿则屈膝前摆，从而带动髋部向前；当腿向前时，手臂也要以正确的姿势进行协调，臂弯呈90度角，前后摆动。跑步时呼吸要均匀，以较为缓慢的速度跑动，而且最好用鼻子呼吸，避免用嘴呼吸，以防引起咳嗽、恶心、呕吐等，慢跑结束前要逐渐减速至步行，忌突然停止。

◎ 缺乏锻炼基础的"三高人群"宜先进行散步，坚持一段时间后再过渡到间歇走跑交替，待机体适应后，再进行慢跑运动。正式第一次慢跑时，时间不宜过长，20~30分钟就够了，以后可每周增加5~10分钟，至多控制在1小时内。

◎ "三高"患者慢跑时，要根据自己的身体状况控制好跑步节奏，以不晕、不喘粗气、心率不超过120~130次/每分钟为宜。

◎ 慢跑中若出现呼吸困难、心悸、胸痛、腹痛、心慌、头晕等不良症状，应立即减速或停止跑步，必要时还需到医院检查诊治。

● 爬楼梯：促进血液循环，提高脂质代谢

现在高层建筑越来越多，许多人都懒得爬楼梯而选择坐电梯。其实，经常爬楼梯对"三高"患者尤其是身形肥胖者非常有益。

爬楼梯有哪些好处

爬楼梯是一项极为简单的运动，而且不受天气的影响，只要坚持下来就能收到如下好处：

◎ 经常爬楼梯，不仅能提高下肢关节功能和肌肉收缩能力，还能消耗热量，促进脂肪分解，降低血脂水平，起到减肥瘦身的作用。

◎ 爬楼梯可以消耗身体里的糖原和血液中的葡萄糖，使葡萄糖得到充分的利用，从而减少血液中葡萄糖水平，起到降血糖的作用。

◎ 爬楼梯属于有氧运动中的一种，抬腿、摆臂配合呼吸，可以有效锻炼心脏功能，提高心肌收缩能力，使心脏血液输出量增加，血液循环加快，从而改善心肺功能，促进细胞组织器官的新陈代谢，继而起到增强胰岛素敏感性的作用，对降血糖非常有益。

◎ 经常爬楼梯，可以促进血管扩张，帮助血管恢复弹性，从而使血液在血管内流动时接触的血管壁的面更广，压力也减少。高血压患者经常爬楼梯，还有助于提高抗病能力，改善头晕、头痛、失眠等症。

爬楼梯的注意事项

"三高"患者爬楼梯时，需要注意以下事项：

◎ 爬楼梯最好穿防滑的软底鞋，不能穿皮鞋、高跟鞋和凉鞋，爬楼梯前还要适当活动一下踝、膝关节，以免扭伤。

◎ 爬楼梯时要注意姿势，保持颈部挺直，膝盖弯曲不要超过90°，同时步伐要轻，脚要完全踩在台阶上，手中不宜拿重物。

◎ "三高"患者应根据自身的情况，适量控制爬楼梯的强度，可以一个台阶一个台阶地爬，隔阶大步爬楼梯，以活动完感觉周身发热、微微出汗、没有不适症状为度。

◎ 爬楼梯时速度要慢，爬1~2层可休息一下，每次锻炼时间以15~20分钟为宜，要注意身心结合，不能分心，以免发生意外。

◎ 爬楼梯的时间在上午9~10点和下午4~5点为佳，饭后和临睡前均不宜爬楼梯。糖尿病患者在空腹、刚服完降糖药以及注射胰岛素30分钟~1小时内不宜爬楼梯。

◎ 有严重并发症的"三高"患者不宜进行这项运动。

● 游泳：提高心肺功能，改善血液循环

吴先生今年 40 岁，从事管理工作。工作之前，他经常酷爱游泳，没事就泡在泳池里，这让他成为一个怎么吃都不胖的大胃王，工作之后运动少了，但仍然热爱美食，走到哪里就吃到哪里，还经常应酬，周末休息时也多是和好友一起吃吃喝喝，几年之后就有了啤酒肚。5 年前体检报告显示，他得了"三高"、重度脂肪肝，这让他大受刺激，于是在医生的指导下，制订了运动计划，重回泳池，每周坚持 1~2 次游泳，同时控制饮食，慢慢地肚子变小了，"三高"和脂肪肝的指标也降下来了。

游泳能锻炼身体的各个部位，全面提高人的心肺功能，有效缓解大脑的紧张程度，对预防和治疗高血压很有效果。游泳还能改善全身血液循环，消耗体内储存的糖原和脂肪，对体重控制、降低血脂、防治糖尿病都有很大的助益。因而，"三高"患者可以像吴先生一样，适当游泳，让肚子瘦下去，血压、血糖、血脂和体重都降下来。

"三高"患者在游泳时，要注意以下方面：

◎ 要做好入水前的准备活动，如冷水擦浴、徒手操等，使肌肉和关节活动起来。

◎ 游泳时间以 30~60 分钟为宜，不要过久，游泳时速度不要太快，也不宜用力过猛。

◎ 刚吃完饭不要立即游泳，游泳时的动作、水压的作用等，都有可能引起呕吐或肠胃痉挛。

◎ 游泳需要消耗较大的体力，因而空腹时不宜游泳，以免因体力消耗过大而发生意外。

◎ 糖尿病患者在胰岛素活动的峰值期，如刚打完胰岛素，或者是刚服完降糖药物，不要立即游泳，以免引起低血糖。

◎ 外出游泳时最好有人陪伴，尤其是糖尿病患者，应随身携带糖尿病卡及糖块、饼干等，以备出现低血糖或其他紧急情况时能及时得到救治。

◎ 糖尿病、高血压患者都要慎游冬泳。

温馨提示

游泳虽好，但并不是所有"三高"患者都适合游泳。老年和肥胖的高血压患者及症状不严重的原发性高血压 I 期患者，血糖控制较好的糖尿病患者，以及没有严重并发症的高血脂患者，可适当游泳。而并发心、脑、肾病及症状明显的早期高血压患者不宜游泳；继发性高血压患者在原发病未愈时也不能游泳；皮肤损伤、溃烂的糖尿病患者、重度糖尿病患者，以及有严重并发症的糖尿病患者不宜游泳。

● 甩手运动：没事甩一甩，甩掉"三高"

甩手是一种十分简单的锻炼方式，能行气活血、疏通经络、增强体质、提高机体抗病能力，有利于活跃人体的各种生理功能，促进各种基础代谢，适合"三高"患者经常练习。

甩手的基本动作

进行甩手锻炼时，要全身放松、呼吸自然，双腿自然站立，与肩同宽，先将双手向前甩动至肩齐，然后手臂向后甩动，前后甩动2次，同时吸气；接着重复前后甩手的动作，同时膝盖弯曲、呼气，然后恢复自然站立姿势，继续以上动作和呼吸。

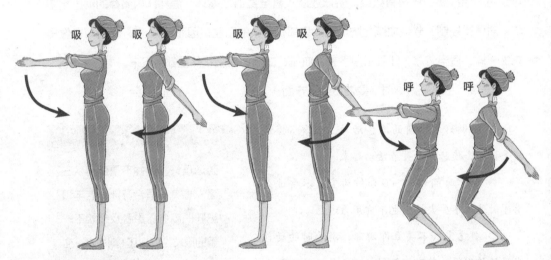

甩手的注意事项

甩手动作很简单，随时随地都可以进行，但也有一些"讲究"：

◎ 甩手时要全身放松，配合吸气、呼吸，以锻炼心肺功能。

◎ 注意甩手的力度，不要用力过猛，应根据体力，掌握速度和次数，以由少到多、由慢到快为原则，循序渐进，使身体逐渐适应。初次练习甩手动作，可以先练5~10分钟，然后再慢慢增加时间。

◎ 在甩手的过程中，如果出现头晕、胸痛、两臂酸沉等现象，表明运动过量，需要及时调整。

◎ 刚开始练习甩手动作，第二天可能会觉得手臂酸痛，这时可用双手相互按揉对侧手臂，以放松肌肉，缓解不适。

◎ 甩手时要心无杂念，可以边数数边让腰和腿活动起来。

◎ 刚吃饱、饿肚子、降糖药和胰岛素峰值及生气、烦躁时，不宜做甩手运动。

● 太极拳：增强心肺功能，预防并发症

太极拳是一种动静结合、刚柔并济的独特养生方式，其主要特点是心绪平和、动作稳定、姿势放松、运动量适中，且不受时间和地点的限制。坚持长期练拳，不仅能增强心肺功能及下肢肌力，还能减轻体重，调养中枢神经系统和心血管系统，对控制"三高"、预防和缓解并发症都有助益，尤其适合 I、II 期高血压、高血压合并冠心病以及没有严重并发症的糖尿病患者。

太极拳门派众多，招式各不相同，但最简单的招式往往是最有用的，这里介绍一套简化太极拳的打法：

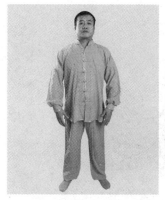

1. 身体自然直立，双脚分开与肩同宽，手臂下垂，双眼平视前方。

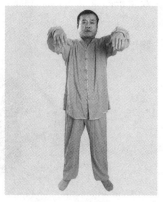

2. 慢慢水平抬起双臂，手心朝下。

打太极拳要以慢动作为主，以节省体力，帮助调和呼吸和意识引导。同时，还要身体放松，心要静，心无旁念，呼吸、意识也要尽量与每个动作相互呼应，这样才能有效发挥太极拳的作用。

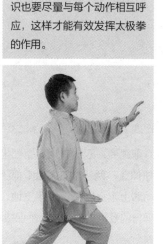

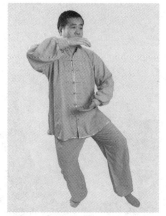

3. 稍稍转动身体朝一侧，脚步不动，同侧手臂微弯，呈怀抱式向里。

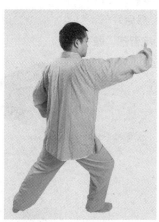

4. 手心朝上，缓慢打开，同侧脚尖点地，顺势转动身体。可以同法左右各转一次，为一组。

5. 身体稍转，半弓身形，呈后坐式朝一侧转动；此时左手心向下平弯在胸前，右手向左划动，手心向上与左手相抱。右脚则前跟一小步，将身体重心放在右腿上，身体转向右方。如此左右各做一次，为一组。

● 瑜伽：助你更好地打败"三高"

瑜伽不受场地限制，只要有一块可以平躺的空间就可以练习。练习瑜伽能缓解紧张的情绪，让人保持心态平和、放松，而且能帮助身体消耗更多的热量，有减肥瘦身、促进血液循环、提高胰岛素敏感度、降低血脂和血压等作用。喜欢宅在家里的"三高"患者，不妨练练瑜伽，以缓解"三高"、预防并发症。

前伏式（难度系数：★★）

1. 跪坐，双膝并拢，上身挺直，双手于背后合十，两前臂呈一条直线，深吸气。
2. 上身前倾，额头着地，呼气，腹部紧贴大腿。

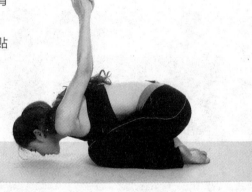

虎式（难度系数：★★★）

1. 取跪姿，双腿并拢，臀部坐在双腿上，脊柱伸直，两手放在膝上。吸气，然后呼气，同时上半身前倾，双手支地，抬高臀部，做爬行的姿势，大腿与小腿保持垂直。

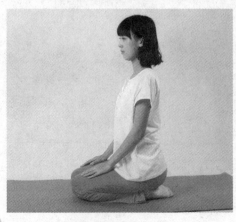

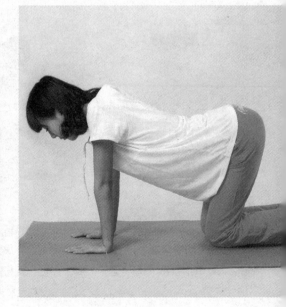

2. 吸气，抬起右腿向后伸直，抬头目视前方。

3. 呼气，头部后仰，右腿缓缓向上抬起，抬至身体的极限，然后收回，吸气。

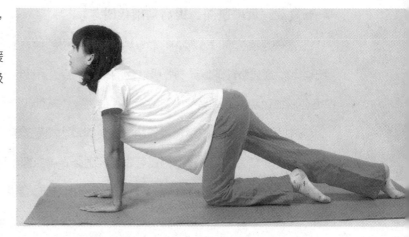

4. 呼气，左腿缓缓向上抬起，抬至身体的极限，再缓缓收回，将右膝向胸前移动，头随之缓缓低下。

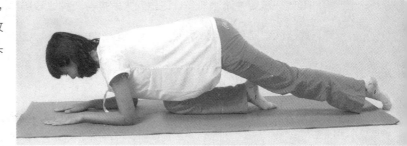

5. 呼气，将右腿尽量向头部方向移动，鼻子尽量靠近右膝盖，脚趾略高于地面，两眼向下看。然后恢复到起始位置，另一侧也如此。重复练习6次。

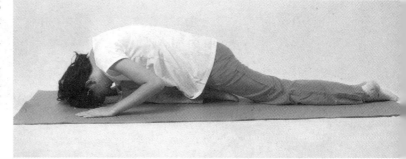

温馨提示

◎ 练习瑜伽时，着装要轻松舒适，不要穿紧身衣服，也不要戴首饰、眼镜及皮带。

◎ 练习前2小时内最好不要进食，特别饥饿的话可在开始前半小时吃些流食或少许点心，练习瑜伽后半小时内不要洗澡。

◎ 练瑜伽最好是在垫子或毯子上，不要在光滑的地面上进行，以免扭伤。

◎ 高血压患者不要做倒立式瑜伽动作，以免引发心脑血管疾病。有严重并发症的高血压患者和糖尿病患者都不宜练习瑜伽。

● 五禽戏：调理脏腑，提高基础代谢

　　五禽戏是模仿虎、鹿、猿、熊、鹤5种动物的形态和神态的一种健身方法，其动作简单，易于学习，通过肢体的运动与呼吸吐纳的有机结合，可锻炼关节、调节脏腑、调畅气血，改善心脑血管功能，提高胰岛素敏感性，促进人体基础代谢，从而防治"三高"。

　　在中医看来，脾胃主运化水谷精微，当脾胃功能受损时，五谷不化生精血，就会出现气血亏虚、精力不足、痰湿内蕴等表现，肥胖、高血糖、高血脂及高血压等疾病就会相伴而生。在中医里，五禽与五脏、五行都是有相对应关系的。熊对应的是五脏中的脾，因此"三高"患者经常练习熊戏，对"三高"会有很好的改善作用。

　　熊戏在流传中流派渐多，这里向大家推荐一种比较简单的熊戏练习法——熊运和熊晃，此法简单易学，功效明显。

熊运

◎ **运动方法：** 先将两只手呈熊掌状放在腹部下面，上体向前倾，随身体顺时针做画弧动作，向右，向上，向左，向下，然后再逆时针进行画弧，向左，向上，向右，向下。

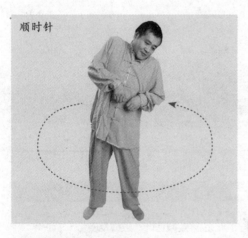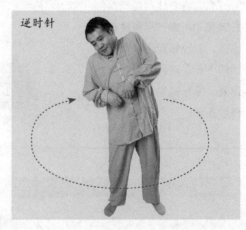

顺时针　　　　　　　　　　逆时针

◎ **运动要点：**

1. 开始练习时要体会腰腹部的压紧和放松。

2. 两腿要始终保持不动，固定腰胯；开始练习时，手要下垂放松，只体会腰腹部的立圆摇转，等到熟练以后，再带动两手在腹部前绕立圆，动作要协调自然。

3. 熊运的核心在于丹田，以肚脐为中心点，以内动向外延伸，带动身体作立圆摇转，两手轻抚于腹前，随之慢慢进行运转。

熊晃

◎ **运动方法：** 提髋，屈腿，接着落步，后坐，前靠；换做右势，再提髋，屈腿，落步，后坐，前靠，上下肢动作要配合协调。

◎ **运动要点：** 刚开始练习时，提髋的动作可以单独原地练习，两肩不动，收紧腰侧以髋带腿，左右交替，反复进行练习。

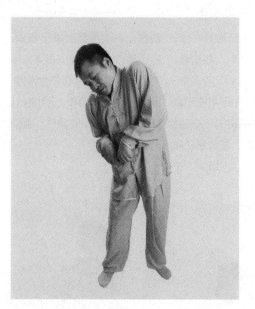
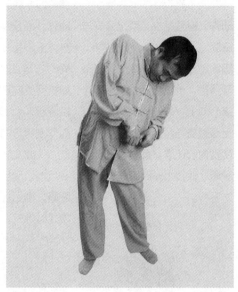
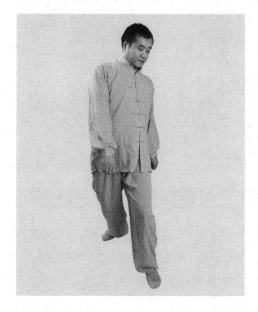
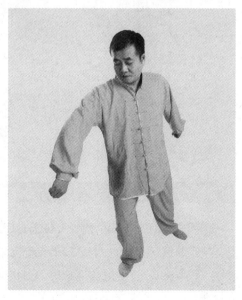

● 八段锦：提高胰岛功能，促进脂肪和糖类代谢

八段锦是中国传统养生导引功法之一，其动作简单、柔和，动作的屈伸俯仰配以呼吸，可使人全身筋脉得以牵拉舒展、五脏六腑得以按摩，从而起到调理机体阴阳平衡、促进经络气血运行、提高脏腑功能等作用。"三高"患者经常练习八段锦，有助于提高胰岛功能，改善胰岛素抵抗，促进糖类和脂质代谢。

第一式：双手托天理三焦

动作： 自然站立，两足分开与肩同宽，含胸收腹，腰脊放松。眼看前方，双手自体侧缓缓举至头顶，十指交叉，然后翻转掌心向上，如托物上举，同时足跟顺势踮起。接着两手分开，两臂内收还原。反复进行。

呼吸： 双臂上举时吸气，下垂时呼气。

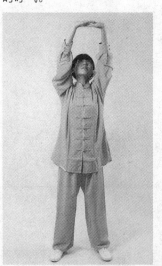

第二式：左右开弓似射雕

动作： 左脚向左侧横开一步，身体下蹲呈骑马状，上身挺直，同时右臂曲肘，从胸前握拳，如拉弓弦向右，左手中指和食指竖起，余三指环扣，从右臂内作推弓势向左，左臂随之伸直，头亦左转，目视指尖。左右互换，反复进行。

呼吸： 推弓拉弦时吸气，左右换式时呼气。

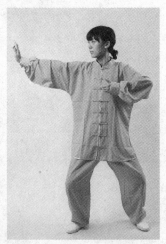

第三式：调理脾胃举单手

动作： 右手缓缓上举至头顶，翻转掌心向上，并向右外方用力托举，同时左手做按物姿势，指尖向前。左右互换，反复进行。

呼吸： 上托下按时吸气，互换时呼气。

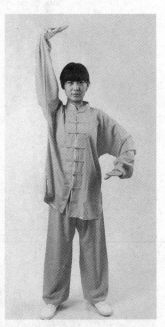

温馨提示

有严重并发症的"三高"患者不宜进行这项运动。运动时，"三高"患者宜穿着宽松舒适的衣服，掌握好运动的力度和量，以活动完之后微微出汗、有些发热为宜。如果感觉疲惫、胸闷、头痛等，应减少或暂停运动，随时留意自己的身体情况，必要时及时就医。

第四式：五劳七伤往后瞧

动作： 自然站立，双脚分开与肩同宽，双手自然下垂，头部微微向右转动，两眼目视右后方，稍微停顿后缓缓转正，再缓缓转向左侧，目视左后方，稍微停顿，再缓缓转正。

呼吸： 头部向右时吸气，头部向左时呼气。

第五式：摇头摆尾去心火

动作： 双膝下蹲，呈骑马步，两手反按大腿上方，上身缓缓前俯，然后向左、向后，再向右、向前，缓缓作圆环转动，上身由俯而仰，再由仰而俯。转动数圈后，再反方向进行，动作相同。

呼吸： 由俯而仰时吸气，由仰而俯时呼气。

第六式：两手攀足固肾腰

动作： 站立，两腿绷直，以腰为轴，身体向前俯，双手顺势攀在足背上，稍微停顿，然后还原，再反复进行以上动作。

呼吸： 前俯时呼气，还原时吸气，停顿时自然呼吸。

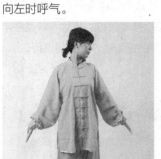
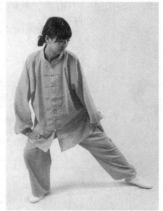
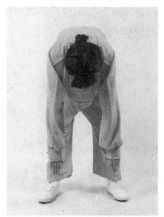

第七式：攒拳怒目增气力

动作： 双腿横开，比肩稍宽，双腿弯曲呈骑马步，双手握拳放在腰间，右拳向前方出击，顺势头稍向右转，两眼通过右拳凝视远方，左拳同时后拉。随后收回右拳，击出左拳。反复 10 次左右。

呼吸： 击拳呼气，收拳吸气。

第八式：背后七颠百病消

动作： 自然站立，双腿并拢，双手自然下垂，手指并拢，顺势将双腿脚后跟提起，依然保持站立姿势，头用力上顶，停顿数秒，然后将双腿足跟下落着地。反复练习 7 次。

呼吸： 提足跟时吸气，顿地时呼气。

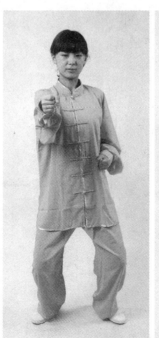
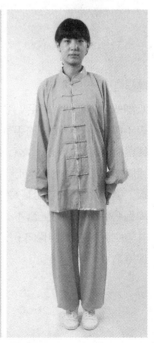

● 降糖操：不仅降糖，也降血压、血脂

　　有规律的运动不仅能消耗很多热量，增强体质，还能增强血糖、血脂代谢，改善心态和血压。美国"网络医学博士"网站向糖尿病患者推荐了一套简单易行的降糖操，不仅适合糖尿病患者日常锻炼，也适合高血压、高血脂人群。

双臂屈伸

双手各握一个哑铃，自然下垂，然后双臂上提，肱二头肌用力，前臂旋转让手掌面向肩膀。坚持 5 秒后放下手臂回到原位，放松过程尽量不用力。

肩臂推举

站立和坐姿时都可进行这个练习。双手各握一个哑铃，举起直到和耳朵平齐，肘部弯成90 度，然后向上推举哑铃，直到双臂完全伸展，再缓慢下降到起始动作。重复进行。

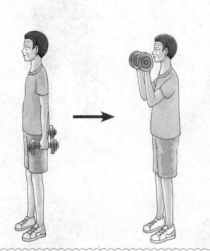

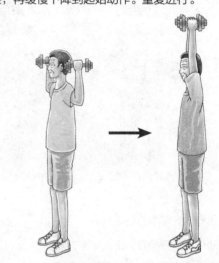

颈后屈伸

双脚一只略前一只略后站立，双手握住同一个哑铃的手柄，缓慢抬起哑铃过头部，然后伸直胳膊让哑铃另一端朝向天花板，缓慢弯曲双肘，让哑铃下降到脑后部，保持上臂不动，并与地面垂直，肩胛骨向下压，保持 20 秒。

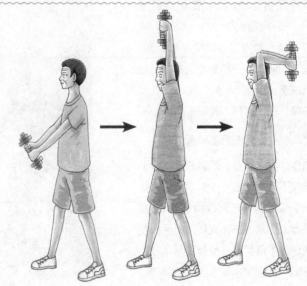

胸部推举

平躺后膝盖弯曲，脚掌平贴地面。双手各握一个哑铃，与胸部平齐，向上推举直到肘部伸直却不僵硬，保持该姿势一会，然后缓慢下降到胸部位置，再重复动作。

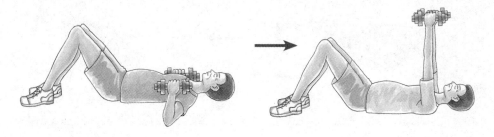

坐式划船

坐在地板上，双脚并拢，膝盖弯曲，双手各抓住阻力带一端（阻力带需缠绕在固定物体上），胳膊朝前伸直，两手心相向，后背挺直，然后拉动阻力带朝自己方向移动，保持肘部与身体靠近，然后再慢慢伸直胳膊。

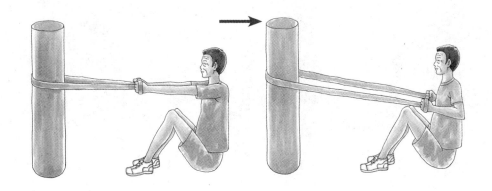

仰卧起坐

躺下，屈膝，双脚掌贴地面，双手放在脑后，肩胛骨收缩聚拢，肘部向后弯。运动过程中，收紧腹部肌肉，弯曲肩膀，提升上背部离地，然后再缓慢恢复平躺姿势，下背部向地面施加压力。

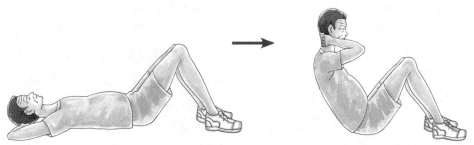

俯撑蹬腿

面朝地面趴下，双肘垂直地面支撑上身，脚趾弯曲支撑脚部垂直于地面，然后收紧腹部和大腿肌肉向上提升离地，保持身体与地面平行，坚持 1 分钟再缓慢放下。

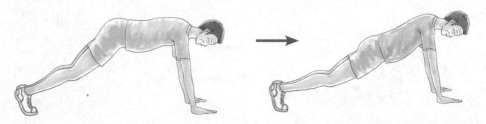

腿筋屈伸

手扶椅背，右脚跟后抬至臀部，右腿略弯。然后放下，重复 8 至 12 次，左腿重复相同动作。

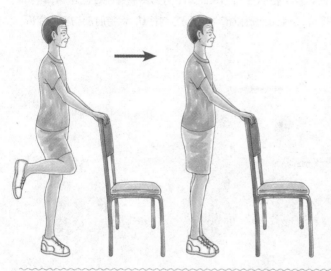

屈膝蹲坐

双脚分开站立，与肩宽一致，屈膝，背靠在健身球上或仿佛自己坐在一把椅子上，大腿与地面平行，膝盖不要前倾超过脚趾，然后身体略前倾保持 1 分钟。

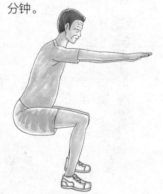

弓步向前

站立，双脚分开同肩宽，右脚向后迈一步，屈双膝，膝盖不要碰地面，左大腿基本与地面平行，左脚跟用力，保持 30 秒后换对侧腿练习。

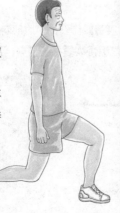

温馨提示

练习时要循序渐进，以身体可以承受、不感觉疲惫为度。每项练习中，动作重复 10~15 次，休息 2 分钟后进行第 2 次重复练习。如果每天能很轻松地做 2~3 套力量练习，可以使用更重的哑铃，或加大阻力带的阻力。如果在运动时感觉身体不适，应立即停止该项运动，并咨询健身教练或医生。

第五章

吃对吃好，让"三高"不高

"三高"多是吃出来的，
那么"三高"患者的一日三餐应该怎么吃，
哪些食材可以降"三高"，
食材之间怎么搭配对控制"三高"更有利？
本章选取了常见的有助于降"三高"的食材，
不仅详解食材的营养功效、最佳搭配，
还精心配置食谱，
"三高"患者可以按需选择，
尽享美味佳肴。

健康的饮食是控制"三高"的基础

"三高"基本上都是吃出来的，所以控制"三高"病情，需要在吃上下功夫。

● 高血压人群的饮食原则

控制总热量摄入

高血压病患者首先要控制热量的摄入，每天主食控制在150~250克。如果多吃一碗米饭，就要增加运动量，才能消耗掉多摄入的热量。

限制脂肪、盐的摄入

膳食中应限制动物脂肪的摄入，烹调时，多使用植物油，胆固醇限制在每日300毫克以下。

每人每天吃盐量应严格控制在2~5克，即约一小匙。

适量摄入蛋白质

一般不必严格限制蛋白质的摄入量，高血压病患者每日蛋白质的摄入量为每千克体重1克为宜，平时还应注意多吃富含酪氨酸的食物，如脱脂奶、酸奶、海鱼等。

多吃高钾食物

含钾高的食物进入人体可以对抗钠所引起的血压升压和血管损伤，这类食物应在食谱中经常"露面"，包括豆类、冬菇、瘦肉、鱼、禽肉类，根茎类蔬菜，坚果类食物。

● 高血糖人群的饮食原则

控制总热量摄入

根据患者自身情况计算每日所需总热量，总热量摄入过多导致的肥胖不但增加非糖尿病者发生糖尿病的风险，还会大大增加糖尿病患者控制血糖的难度。

饮食结构要合理

营养均衡有利于血糖的稳定与控制，所以在满足热量摄入的同时，要强调营养素的均衡摄入，包括合理的维生素和矿物质摄入。在感染、并发其他疾病或血糖控制不良的情况下，更要多补充些。新鲜蔬菜、水果、海带及蘑菇中维生素及矿物质含量最多，每天都应适量选用。

低盐、低脂饮食

低盐饮食，一是食盐摄入量要少，二是要控制各种咸味调味品的摄入量。同时也要注意腌制食物的摄入，如火腿、咸鱼、罐头制品等。烹调过程中也要注意用油量，烹调方式以炖、煮、蒸等方式为主，以控制烹调用油的摄入量。

多摄入膳食纤维、维生素及矿物质

　　每日摄入的膳食中，应适当搭配富含膳食纤维的食物，如粗粮、各种绿叶蔬菜、海带、豆芽、草藻类、杂豆类等，均对糖尿病患者有益。

● 高血脂人群的饮食原则

Ⅰ型血脂异常患者

　　饮食原则： 低脂肪摄入，对蛋白质、胆固醇不严格限制。

　　注意事项： ◎每天摄入的食物中，包括烹调用油在内，总脂肪含量要低于35克。

　　◎食物应清淡，烹调方式多选用蒸、炖、熬、烩、卤、拌等。

Ⅱa型血脂异常患者

　　饮食原则： 限制胆固醇的摄入，以使高胆固醇浓度降低。

　　注意事项： ◎每天胆固醇的摄入量应小于200毫克。忌食动物脑、内脏、蛋黄类等含胆固醇高的食品。

　　◎减少饮食中脂肪总量。

　　◎饮食中应增加不饱和脂肪酸的比例，使不饱和脂肪酸与饱和脂肪酸的比值大于1.8:1。

Ⅱb型及Ⅲ型血脂异常患者

　　饮食原则： 保持理想体重，控制总热量摄入。

　　注意事项： ◎限制碳水化合物，使其小于总热量的60%。

　　◎不吃蔗糖、蜂蜜、甜食等。

　　◎控制脂肪摄入，脂肪摄入量应小于总热量的20%。

　　◎限制胆固醇摄入，胆固醇摄入量每日要低于300毫克。

　　◎用植物油代替部分动物脂肪。

Ⅳ型血脂异常患者

　　饮食原则： 控制体重到标准体重，主要是控制碳水化合物的摄入量。

　　注意事项： ◎每天每千克体重摄入的碳水化合物应小于5克。

　　◎胆固醇摄入量为每天300~500毫克。

　　◎不吃甜食。

Ⅴ型血脂异常患者

　　饮食原则： 在保证正常体重的前提下，限制总热量摄入。

　　注意事项：

　　◎各类营养素比例应均衡，蛋白质摄入量占总热量的20%~24%，碳水化合物摄入量占总热量的50%~60%，脂肪摄入量占总热量的20%以下。

　　◎胆固醇摄入量为每日300~500毫克。

　　◎注意补铁。

给血液减压、降糖、抽脂的明星食材和食谱

菠菜

降低胆固醇，平稳血压

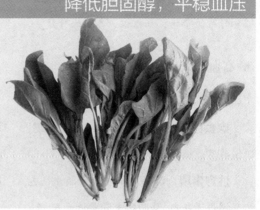

热量： 28千卡/100克

性凉，味甘，入大肠、胃经

适宜人群： 一般人群均可食用，特别适合老、幼、病、弱者食用

推荐用量： 每周食用2~4次，每次100克

降"三高"关键词： 维生素C、钙、镁、钾、铬、菠菜皂苷、膳食纤维等

　　菠菜中含有丰富的维生素C、钙、镁、钾、铬、菠菜皂苷、膳食纤维等有助于平稳血压、降低血糖和血脂的营养素。其中，维生素C能够促进人体合成氮氧化物，氮氧化物有扩张血管、降低血压的作用；钙、镁、钾等元素可促进钠的排泄，维持体内电解质平衡，促使血压正常；铬、菠菜皂苷等有助于提高胰岛素敏感性，对控制血糖有益处；膳食纤维可使人产生饱腹感，从而限制热量的摄入，还能调节脂类代谢，帮助血脂恢复正常水平。

这样吃降"三高"

菠菜 + 鸡蛋　→　营养全面丰富，尤其适合身体虚弱、营养不良的"三高"患者

菠菜 + 胡萝卜　→　强化葡萄糖的耐受性，也有利于保持血管畅通

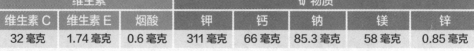

影响血压、血糖、血脂的营养素含量（以100克为例）					
可食部	三大营养素			膳食纤维	
	脂肪	糖类	蛋白质		
89克	0.3克	4.5克	2.6克	1.7克	

维生素			矿物质				
维生素C	维生素E	烟酸	钾	钙	钠	镁	锌
32毫克	1.74毫克	0.6毫克	311毫克	66毫克	85.3毫克	58毫克	0.85毫克

降"三高"厨房

蒜泥银耳拌菠菜

原料： 菠菜 250 克，银耳 5 克，蒜 10 克，植物油 5 克，盐 2 克，葱、姜各适量。

做法：

1. 将菠菜洗净，银耳泡发，蒜去皮，切末备用。

2. 锅内放水烧开，下菠菜，焯烫后捞出，沥干水分。

3. 另起锅烧热油，放入银耳、葱、姜、蒜末略炒，再下菠菜，炒匀后，调入盐，拌炒均匀即可。

功效： 促进胃肠蠕动，加快脂肪代谢，尤其适合有便秘症状的"三高"患者。

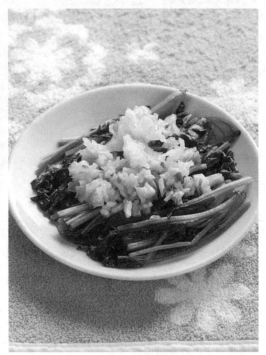

菠菜胡萝卜炒鸡蛋

原料： 菠菜 250 克，胡萝卜 150 克，鸡蛋 2 个，植物油、盐、蒜末各适量。

做法：

1. 菠菜摘洗干净后放锅中焯烫一下，捞出备用；胡萝卜去皮切条；鸡蛋打散放锅中炒熟。

2. 锅中放植物油，放入蒜末炒香，加入胡萝卜条翻炒。

3. 加少量的热水，炒至胡萝卜变熟，然后加入菠菜、鸡蛋共炒，加盐调味即成。

功效： 营养均衡全面，适合贫血、体虚的"三高"患者。

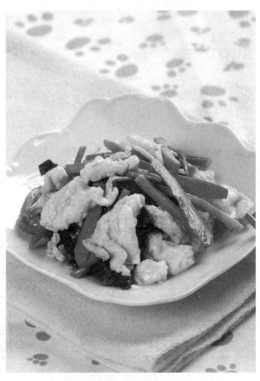

芹菜

降低胆固醇，增加胰岛素敏感性

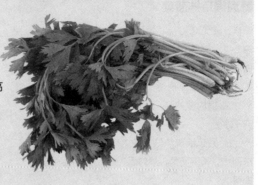

热量： 22千卡/100克

性凉，味甘，归肺、胃、肝经

适宜人群： 一般人群均可食用，特别适合高血压病、高血糖患者食用

推荐用量： 每天50~100克

降"三高"关键词： 膳食纤维、维生素C、矿物质、芹菜碱

芹菜富含膳食纤维，可刺激胃肠蠕动并促进排便，是肥胖型"三高"患者的一种减肥佳品，还能改善糖代谢和脂质代谢，调节胰岛素水平，使血糖、血脂下降。芹菜叶中富含维生素 C，这种抗氧化剂有益于人体脂质代谢，可降低血液中的胆固醇含量。研究还发现，芹菜中含有某种酸性降压成分，有明显的降压作用，也可使血管扩张，特别适用于原发性高血压、妊娠高血压及更年期高血压。芹菜是钾的优质来源，钾有助于钠的代谢与排出，具有调节血压的功效。芹菜中的钙、磷、芹菜碱等物质还有保护血管的作用。

这样吃降"三高"

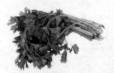

芹菜 + 牛肉 → 提供丰富全面的营养，又可增加饱腹感，有利于血糖控制

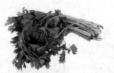

芹菜 + 胡萝卜 → 明目解热、益肝养血，对糖尿病、高血压、慢性肝炎等有辅助食疗作用

影响血压、血糖、血脂的营养素含量（以100克为例）				
可食部	三大营养素			膳食纤维
	脂肪	糖类	蛋白质	
芹菜（茎）67克	0.2克	4.5克	1.2克	1.2克

维生素			矿物质				
维生素C	维生素E	烟酸	钾	钙	钠	镁	锌
8毫克	1.32毫克	0.4毫克	206毫克	80毫克	159毫克	18毫克	0.24毫克

降"三高"厨房

胡萝卜芝麻拌芹

原料: 芹菜 300 克,胡萝卜 50 克,蒜、盐、香油、熟白芝麻各适量。

做法:

1. 芹菜洗净,切段;胡萝卜洗净,切成与芹菜段等长的丝;蒜切末。

2. 锅中加水烧开,把芹菜和胡萝卜焯至断生,捞出沥干水分,放凉。

3. 将芹菜、胡萝卜和盐、蒜末、香油搅拌均匀,撒上熟白芝麻即可。

功效: 清热凉血、平肝降压,特别适合肝火盛者及糖尿病、高血压、高血脂病患者。

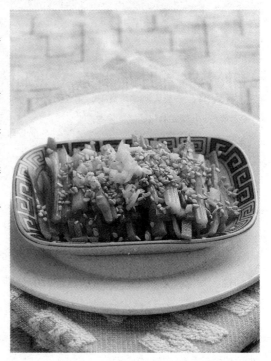

芹菜鲜菇汤

原料: 芹菜 150 克,鲜香菇 100 克,植物油 5克,盐、葱各适量。

做法:

1. 芹菜洗净,去掉叶子,切成小段。

2. 香菇洗净,切片;葱切碎。

3. 锅内放油烧热,爆香葱末,加香菇片翻炒,再加入芹菜段略炒,加适量水煮开,用盐调味即可。

功效: 清淡适口,鲜香开胃,糖尿病、高血压、高血脂患者均可常食。

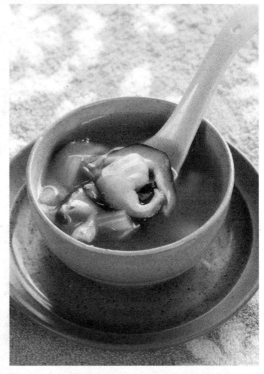

西蓝花

预防糖尿病并发心血管病

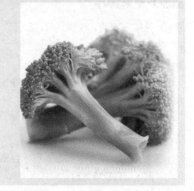

热量： 27千卡/100克

性凉，味甘，入胃、肝、肺经

适宜人群： 一般人群均可食用，尤其适宜于中老年人、儿童和消化功能不强者

推荐食用量： 每天80~100克

降"三高"关键词： 维生素C、维生素K、类黄酮、胡萝卜素、铬

西蓝花中含有的维生素 C、维生素 K、类黄酮、胡萝卜素、铬等元素是"三高"的克星，其中维生素 C 有保护血管、防治胆固醇氧化等作用；维生素 K 能维护血管的韧性，使之不易破裂；类黄酮是最好的血管清理剂，它可通过抑制脂质过氧化，降低血液黏稠度，起到对"三高"、心脏病的调节和预防作用；胡萝卜素是强抗氧化剂，可清除体内自由基，预防高血压以及糖尿病合并视网膜病变；铬元素可提高胰岛素的敏感性，从而起到降血糖的作用。

这样吃降"三高"

 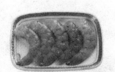

西蓝花＋虾仁 → 降糖降脂，预防糖尿病合并心血管疾病

西蓝花＋胡萝卜 → 富含维生素C与胡萝卜素，调节"三高"的效果更好

影响血压、血糖、血脂的营养素含量（以 100 克为例）				
可食部	三大营养素			膳食纤维
	脂肪	糖类	蛋白质	
83克	0.6克	3.7克	3.5克	—

维生素			矿物质				
维生素C	维生素E	烟酸	钾	钙	钠	镁	锌
56毫克	0.76毫克	0.73毫克	179毫克	50毫克	46.7毫克	22毫克	0.46毫克

降"三高"厨房

西蓝花炒胡萝卜

原料：西蓝花 100 克，胡萝卜 50 克，植物油 3 克，盐 1 克，葱适量。

做法：

1.西蓝花用淡盐水浸泡 15 分钟后，捞起冲净，掰成小朵；胡萝卜切小片；葱切末。

2.锅热后加少许油，油热至六成，下葱末爆出香味，放入西蓝花翻炒。

3.再放入胡萝卜片一起翻炒，加水转小火炒至西蓝花断生，收汤后加盐调味即可。

功效：富含维生素、膳食纤维，可帮助"三高"患者防治便秘，预防视网膜病变和心血管并发症。

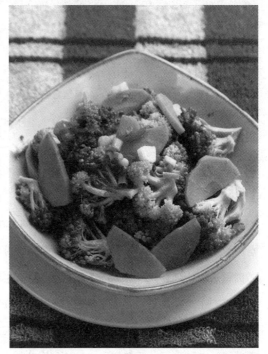

清炒西蓝花

原料：西蓝花 350 克，植物油 5 克，蒜、盐各适量。

做法：

1.西蓝花洗净，切成小朵，焯水至变色，捞出泡在冷水中，降温后捞起，沥干水；蒜切小丁。

2.热锅放油，放入蒜丁用小火炒至稍微呈褐色，倒入西蓝花拌炒均匀，改中小火煮至西蓝花熟软，下盐调味即可食用。

功效：健脾养胃，调节血糖、血脂。

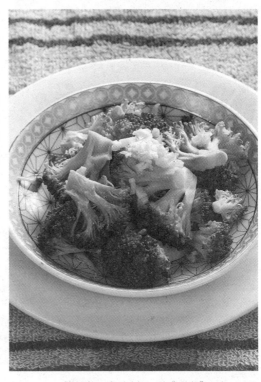

茄子

软化血管，增加血管韧性

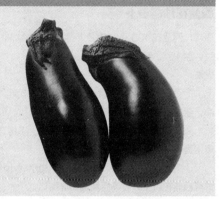

热量：23千卡/100克

性寒，味苦，入胃、肠经

适宜人群：一般人均可食用，尤其适合出血性疾病患者

推荐用量：每天100克左右

降"三高"关键词：芦丁、钾、维生素C、B族维生素、葫芦巴碱、胆碱

　　茄子是一种很适合"三高"患者食用的食材，它含有丰富的芦丁（每100克茄子中含芦丁为750毫克），芦丁能使血管壁保持弹性和生理功能，增强细胞间的黏着力，防止微血管破裂出血；茄子含钾丰富，钾能维持细胞内的渗透压，参与能量代谢过程，维持神经肌肉正常的兴奋性；茄子所含有的维生素C、B族维生素等成分，对提高胰岛功能、稳定血糖有很好的帮助；其所含的葫芦巴碱、胆碱具有降低胆固醇的功效，可帮助"三高"患者降低血脂水平，还有利于血管的舒张功能，对心脑血管疾病有一定的预防作用。

这样吃降"三高"

茄子＋豆角＋土豆　→　含多种维生素和微量元素，有助于防治高血压、高血脂

茄子＋猪瘦肉　→　清热滋阴，降低脂肪，稳定血糖

影响血压、血糖、血脂的营养素含量（以100克为例）				
可食部	三大营养素			膳食纤维
	脂肪	糖类	蛋白质	
93克	0.2克	4.9克	1.1克	1.3克

维生素			矿物质				
维生素C	维生素E	烟酸	钾	钙	钠	镁	锌
5毫克	1.13毫克	0.6毫克	142毫克	24毫克	0.4毫克	13毫克	0.23毫克

降"三高"厨房

青椒茄丁

原料： 茄子300克，青椒100克，蒜10克，植物油5克，盐2克。

做法：

1. 茄子去蒂洗净，切成丁；青椒洗净，切块备用；蒜去皮，切末。

2. 炒锅置于火上，倒入适量油烧热至六成热，放入茄子翻炒片刻，再放入青椒块翻炒，放入盐、蒜末，翻炒均匀即可出锅。

功效： 青椒中富含的维生素C可增加茄子中类黄酮的吸收率，两者一起做成菜肴食用，可起到降糖、降脂、美白等功效。

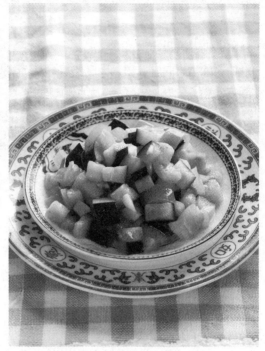

紫茄子粥

原料： 紫皮长茄子150克，粳米100克，盐适量。

做法：

1. 把紫茄子洗净，切小块；粳米淘洗干净。

2. 将粳米与茄子块一起入锅，加水适量，先用大火烧沸，再改用小火焖煮至粳米熟烂，加盐调味即成。

功效： 营养丰富，易于消化，适合高血压、高血脂患者日常食用。

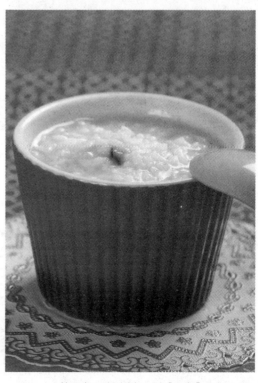

黄瓜

消脂减肥，防止血管硬化

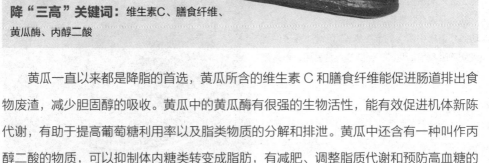

热量： 16千卡/100克

性凉，味甘，归肺、胃、大肠经

适宜人群： 一般人均可食用，尤其适宜肝脏病患者，肥胖者，心血管病患者

推荐用量： 每天100克左右

降"三高"关键词： 维生素C、膳食纤维、黄瓜酶、内醇二酸

　　黄瓜一直以来都是降脂的首选，黄瓜所含的维生素C和膳食纤维能促进肠道排出食物废渣，减少胆固醇的吸收。黄瓜中的黄瓜酶有很强的生物活性，能有效促进机体新陈代谢，有助于提高葡萄糖利用率以及脂类物质的分解和排泄。黄瓜中还含有一种叫作丙醇二酸的物质，可以抑制体内糖类转变成脂肪，有减肥、调整脂质代谢和预防高血糖的功效。黄瓜中还含有果糖、葡萄糖苷，但都不参与糖代谢，因此糖尿病患者可将黄瓜作为水果替代物，也可替代淀粉类物质充饥，不用担心糖类摄入过多。

这样吃降"三高"

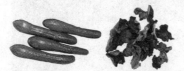

黄瓜 + 黑木耳　→　平衡营养，减肥消脂，预防便秘

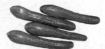 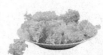

黄瓜 + 银耳　→　清热滋阴，减肥消脂，适合肥胖者和"三高"患者

影响血压、血糖、血脂的营养素含量（以100克为例）				
可食部	三大营养素			膳食纤维
	脂肪	糖类	蛋白质	
92克	0.2克	2.9克	0.8克	0.5克

维生素			矿物质				
维生素C	维生素E	烟酸	钾	钙	钠	镁	锌
9毫克	0.49毫克	0.2毫克	102毫克	24毫克	4.9毫克	15毫克	0.18毫克

降"三高"厨房

金针菇拌黄瓜

原料：金针菇 100 克，黄瓜 200 克，枸杞子 10 克，大蒜 15 克，香油、盐、生抽各适量。

做法：

1. 将金针菇切去老的部分，洗净；黄瓜切成丝；枸杞子用凉开水洗净、泡透；大蒜切成粒。

2. 锅内烧水，待水开后投入金针菇，用大火煮片刻后捞起，沥干水分。

3. 用深碗 1 个，加入黄瓜丝、金针菇、枸杞子、蒜粒，调入盐、生抽、香油，拌匀即可。

功效：清热消脂，还有助于提高胰岛素敏感性，非常适合肥胖者和糖尿病、高血脂人群。

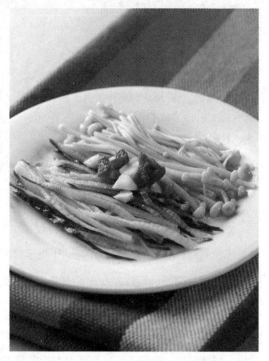

黄瓜炒鸡蛋

原料：黄瓜 250 克，鸡蛋 1 个，植物油 5 克，盐、葱、香油、姜各适量。

做法：

1. 黄瓜切片备用；鸡蛋磕入碗中搅散（搅打时可加少许淀粉，这样炒出来的鸡蛋更嫩）；葱、姜切丝。

2. 锅内放油，油烧至八成热，将鸡蛋液下锅翻炒，熟后盛出备用。

3. 锅内留底油烧热，下蒜、姜丝爆炒，炒出香味，下黄瓜翻炒，黄瓜要熟的时候把炒好的鸡蛋下锅一起炒，加盐，熟后淋上香油，出锅装盘。

功效：营养丰富，可补虚强身，还能降糖降脂。

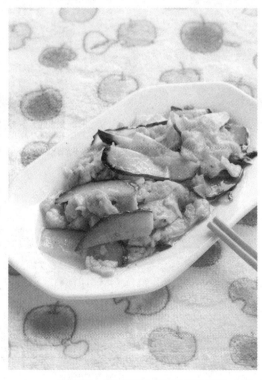

西红柿

降低胆固醇，软化血管

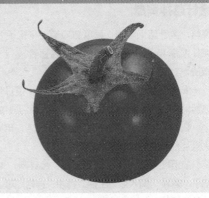

热量： 15千卡/100克

性平，味酸、微甘，归肝、胃、肺经

适宜人群： 一般人均可食用，尤其适合肾虚、贫血、消化不良、食欲不振者

推荐用量： 每天100克左右

降"三高"关键词： 黄酮类物质、维生素C、维生素E、B族维生素、钾、番茄红素

　　西红柿清甜可口，是"三高"患者餐桌上不可缺少的食材之一。它所含有的黄酮类物质不仅有降压利尿的作用，还有助于稳定餐后血糖；西红柿中的维生素 C、维生素 E、B 族维生素等物质，可以减少血脂在血管壁中沉淀，还可促进糖类代谢与转化，有稳定血糖的动效；西红柿属于高钾低钠食品，而且富含番茄红素，有利尿、降压、助消化等作用。另外，西红柿还有生津养血、消烦止渴的功效，"三高"患者常吃西红柿，对控制血压、稳定血糖、降低血脂、预防并发症非常有益。

这样吃降"三高"

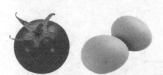

西红柿 + 鸡蛋 → 营养丰富，易于消化，还可增强体质

西红柿 + 红枣 → 富含维生素 C，可补虚健胃、益肝养血、降血压

影响血压、血糖、血脂的营养素含量（以 100 克为例）

可食部	三大营养素			膳食纤维
	脂肪	糖类	蛋白质	
97克	0.2克	3.3克	0.9克	—

维生素			矿物质				
维生素 C	维生素 E	烟酸	钾	钙	钠	镁	锌
14毫克	0.42毫克	0.49毫克	179毫克	4毫克	9.7毫克	12毫克	0.12毫克

降"三高"厨房

西红柿茭白炒肉

原料：西红柿300克，茭白100克，猪瘦肉50克，植物油5克，盐2克，葱5克，酱油、花椒粉各少许。

做法：

1. 将猪肉洗净，切成片；茭白洗净，切丝；葱洗净、切末；西红柿洗净，切成块。

2. 锅中放油，油烧热时，放入葱末爆出香味，再放肉片炒到肉片变白。

3. 加入茭白略炒，然后放番茄翻炒，再加盐、酱油、花椒粉，翻炒几下即可。

功效：清热滋阴，而且富含膳食纤维，可使人增加饱腹感，从而限制热量的摄入，还可延缓吸收，对稳定餐后血糖有益。

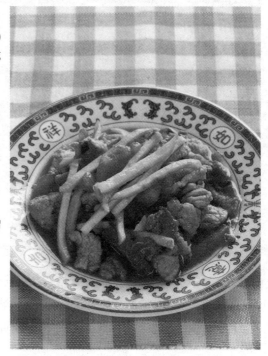

西红柿豆腐汤

原料：西红柿2个，豆腐200克，盐、香油各适量。

做法：

1. 在西红柿表面划一个十字，用开水烫一下，然后剥去外皮，切成小丁；豆腐切成小丁。

2. 锅中加水，放入西红柿和豆腐，煮开3分钟后熄火，加盐、香油调味即可。

功效：清肝凉血。适合脂肪肝、高血压、糖尿病、高血脂人群经常食用。

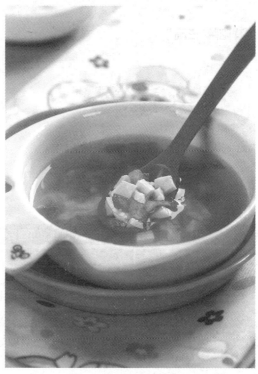

冬瓜

消脂减肥，加速钠盐代谢

热量： 10千卡/100克

性凉，味甘、淡，入肺、大肠、小肠、膀胱经

适宜人群： 一般人均可食用，尤其适合肾病、糖尿病、冠心病、高血压患者

推荐食用量： 每天60克

降"三高"关键词： 维生素C、钾、丙醇二酸、膳食纤维

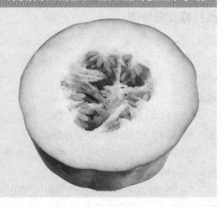

　　冬瓜是一种老少皆宜的常见食材，它含有多种维生素和人体必需的微量元素，可调节人体的代谢平衡，非常适合"三高"患者。它所含有的维生素C较多，且钾盐含量高，钠盐含量较低，有利尿排湿、降压降脂的功效；冬瓜中含有的丙醇二酸、膳食纤维能有效地抑制糖类转化成脂肪，从而起到防止脂肪堆积、降低血脂水平、减少血液中葡萄糖含量等功效。"三高"患者经常食用冬瓜，还有助于预防动脉硬化、水肿、肾病等问题。

这样吃降"三高"

 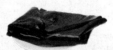

冬瓜 + 海带　　→　　降压降脂，清热利尿，改善高血脂、高血压、水肿、糖尿病肾病

 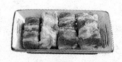

冬瓜 + 排骨　　→　　营养丰富全面，可帮助"三高"患者增强体质，提高抗病能力

影响血压、血糖、血脂的营养素含量（以100克为例）

可食部	三大营养素			膳食纤维
	脂肪	糖类	蛋白质	
80克	0.2克	2.4克	0.3克	—

维生素			矿物质				
维生素C	维生素E	烟酸	钾	钙	钠	镁	锌
16毫克	0.04毫克	0.22毫克	57毫克	12毫克	2.8毫克	10毫克	0.1毫克

降"三高"厨房

冬瓜炒鸡肉丝

原料： 冬瓜 250 克，鸡腿肉 50 克，青椒 100 克，葱花 3 克，盐 2 克，香油 2 克，植物油 3 克，料酒、淀粉、胡椒粉各少许。

做法：

1. 将鸡腿肉洗净，切成丝，用淀粉、料酒抓匀；青椒洗净，切丝；冬瓜洗净，切小片。

2. 锅里放油烧热，先下葱花爆出香味，再下鸡丝，快速滑开，避免粘成一团，然后下青椒、冬瓜，加盐翻炒片刻，加胡椒粉翻炒片刻，快出锅时放香油即可。

功效： 解渴消暑、利尿祛湿，还有助于增强体质，提高免疫力。

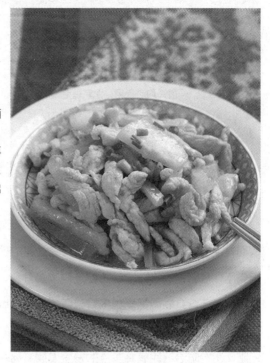

冬瓜红豆鲤鱼汤

原料： 冬瓜 500 克，红小豆 50 克，鲤鱼 1 条，陈皮 5 克，盐适量。

做法：

1. 冬瓜用水洗净，保留皮、瓤，切厚块；红小豆用水浸透，洗净；鲤鱼去掉鳃和肠脏，可不去鳞；陈皮用水浸透洗净。

2. 将冬瓜、红小豆、陈皮、鲤鱼一起放入瓦煲内，加适量水，煲至水滚，用中火煲 3 小时，加盐调味即可。

功效： 冬瓜和红豆都有清热利湿的作用，而鲤鱼富含蛋白质和矿物质，一起搭配做成菜肴，可为"三高"患者补充营养，还能预防和缓解水肿、肾病等并发症。

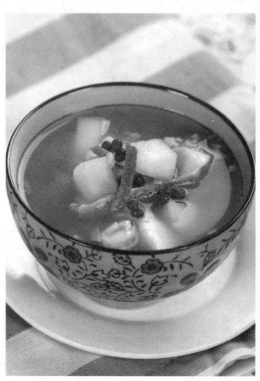

香菇

延缓血管硬化，降糖降血脂

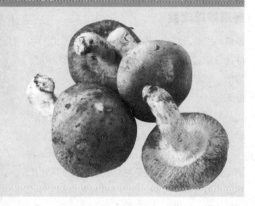

热量： 26千卡/100克

性平，味甘，归肝、胃经

适宜人群： 一般人均可食用，尤其适合高

血压、高脂血症患者

推荐食用量： 每天约4朵

降"三高"关键词： 活性成分、香菇嘌

呤、矿物质、香菇多糖、膳食纤维

香菇是一种高蛋白、低脂肪的保健食品，因其所含的蛋白质消化率高达 70%~90%，故而有"植物肉"之称。不仅如此，它含有的香菇太生、丁酸等活性成分有明显的降血脂作用；香菇中的香菇嘌呤可促进胆固醇分解，防治胆固醇沉积，从而降低血脂、平稳血压；香菇含有的微量元素钾有降压的作用，微量元素硒具有与胰岛素相似的调节糖代谢的生理活性，也具有抗氧化、保护机体组织的功能；香菇中的香菇多糖能改善糖代谢和脂代谢，防治糖尿病并发症的发生发展。另外，香菇中含有丰富的膳食纤维，可促进肠胃蠕动，减少人体对胆固醇的吸收。

这样吃降"三高"

香菇 + 黑木耳 → 促进脂肪、胆固醇的排出，可预防肥胖、糖尿病合并心血管病变

香菇 + 豆腐 → 对降低血脂、保护血管细胞、预防心血管疾病有好处

影响血压、血糖、血脂的营养素含量（以 100 克为例）				
可食部	三大营养素			膳食纤维
	脂肪	糖类	蛋白质	
香菇（鲜）100 克	0.3 克	5.2 克	2.2 克	3.3 克

维生素			矿物质				
维生素 C	维生素 E	烟酸	钾	钙	钠	镁	锌
1毫克	0.08 毫克	2毫克	20 毫克	2毫克	1.4 毫克	11 毫克	0.66 毫克

降"三高"厨房

香菇海带竹笋汤

原料: 水浸海带 100 克,鲜香菇 100 克,竹笋 100 克,香油 5 克,盐 2 克,葱花 3 克。

做法:

1. 将鲜香菇洗净,切成片;将竹笋洗净,切成薄片;海带洗净,切丝。

2. 锅内倒入香油,待油热后,将鲜香菇、竹笋、海带一同倒入锅中,稍加翻炒,加入适量清水,煮沸后,撒入盐,煮 3~5 分钟,放入葱花,即可出锅。

功效: 滋阴清热、润燥生津,适用于伴有阴虚火旺的"三高"患者。

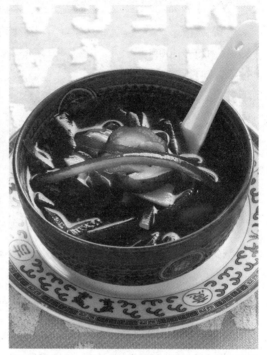

香菇魔芋白菜汤

原料: 大白菜150克,鲜香菇50克,魔芋100,姜末、盐、水淀粉、植物油各适量。

做法:

1. 大白菜洗净,撕成小片;鲜香菇去蒂,洗净,切片;魔芋洗净切块。

2. 锅置火上,倒植物油烧热,倒入香菇片和魔芋块略炒片刻,捞起沥干。

3. 大白菜片倒入热油中炒软,加入适量水煮开,加盐和姜末调味,放入香菇片、魔芋块,烧沸约 2 分钟,用水淀粉勾薄芡即可。

功效: 清热排毒、降脂减肥,还能延缓吸收,稳定餐后血糖。

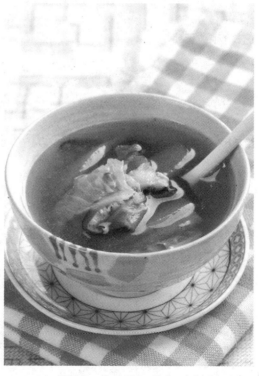

胡萝卜

含有多种降"三高"营养素

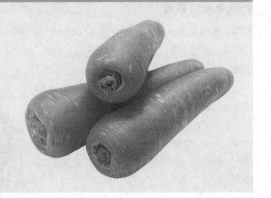

热量： 41千卡/100克

性平，味甘，归脾、胃、肺经

适宜人群： 一般人群均可食用，更适宜夜盲症、高血压病等患者

推荐食用量： 每天30~50克

降"三高"关键词： 胡萝卜素、类黄酮、视黄醇、膳食纤维

　　胡萝卜历来被视为菜中上品，其所含的胡萝卜素是一种抗氧化剂，是维护人体健康不可缺少的营养素，有预防高血压、防止血管老化的作用，还能帮助糖尿病患者预防视网膜病变；胡萝卜中的类黄酮物质具有促进维生素C吸收和改善微血管循环功能，有降低血压、血脂的功效；胡萝卜中丰富的视黄醇能帮助"三高"患者保护视力；所含的膳食纤维有延缓餐后血糖上升、促进消化等作用。研究还发现，胡萝卜的琥珀酸钾、槲皮素和山柰酚等成分可帮助"三高"患者保护血管、增强心脏功能。

这样吃降"三高"

 胡萝卜 + 芹菜 → 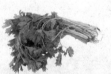 富含膳食纤维，可平稳餐后血糖、促进胆固醇代谢

 胡萝卜 + 猪肝 → 为身体提供更多的维生素A，帮助"三高"患者预防眼部疾病

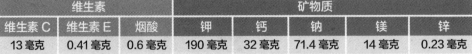

影响血压、血糖、血脂的营养素含量（以100克为例）				
可食部	三大营养素			膳食纤维
	脂肪	糖类	蛋白质	
胡萝卜（红）96克	0.2克	9.9克	1克	1.1克

维生素			矿物质				
维生素C	维生素E	烟酸	钾	钙	钠	镁	锌
13毫克	0.41毫克	0.6毫克	190毫克	32毫克	71.4毫克	14毫克	0.23毫克

降"三高"厨房

芹菜黄豆拌胡萝

原料：胡萝卜100克，芹菜100克，黄豆25克，香油3克，盐2克，白醋、花椒、大料各少许。

做法：

　　1.黄豆提前泡一晚，泡好的黄豆放在锅里加盐、花椒、大料煮熟，备用。

　　2.芹菜择去叶子、切丁，胡萝卜洗净、切小丁，然后一起入热水锅焯透，捞出沥干水分。

　　3.将三种菜拌在一起，加盐、香油、白醋拌匀即可。

功效：富含多种氨基酸、维生素和矿物质，可促进细胞新陈代谢，有降低胆固醇、改善血糖及缓解便秘等多种功效。

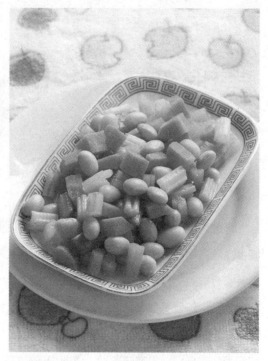

胡萝卜丝炒茼蒿

原料：胡萝卜100克，茼蒿100克，植物油、盐、葱、姜各适量。

做法：

　　1.茼蒿洗净、切小段；胡萝卜洗净、切丝；葱、姜切末。

　　2.锅内放植物油烧热，加入葱末、姜末爆出香味，再放入胡萝卜丝翻炒，最后放入茼蒿段，用盐调味即可。

功效：茼蒿、胡萝卜都富含胡萝卜素，二者同食，可降脂、助消化。

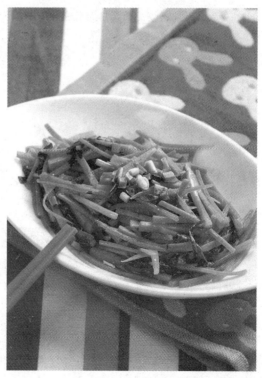

洋葱　降压降脂，提高胰岛素工作效率

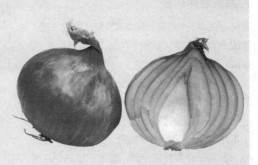

热量： 40千卡/100克

性温，味甘、辛，入肝、脾、胃、肺经

适宜人群： 一般人均可食用

推荐食用量： 每天50~70克

降"三高"关键词： 前列腺素A、类黄酮、硫化物、洋葱精油、甲苯磺丁脲类似物质

　　洋葱是极少数含有前列腺素A的蔬菜，前列腺素A是一种血管扩张剂，有软化血管、降低血液黏稠度、增加冠状动脉血流量的功效。洋葱中所含的类黄酮素如槲皮素及山奈酚等都有抗氧化作用，可清除血管的自由基，保持血管的弹性。洋葱还含有二烯丙基二硫化物及含硫氨基酸等物质，这两种物质具有生理活性，有预防血管硬化及降低血脂的功效。洋葱中的洋葱精油可改善血管动脉硬化，并能升高"好胆固醇"——高密度脂蛋白胆固醇的含量。研究还发现，洋葱中还含有一种抗糖尿病的化合物——甲苯磺丁脲类似物质，具有刺激胰岛素合成及释放的功效，对中老年2型糖尿病患者来说，洋葱还有防治糖尿病合并高脂血症的作用。

这样吃降"三高"

洋葱＋猪瘦肉　→　清热化痰、润燥，适合"三高"患者食用

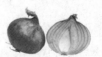

洋葱＋鸡蛋　→　可为"三高"患者提供丰富的氨基酸

影响血压、血糖、血脂的营养素含量（以 100 克为例）				
可食部	三大营养素			膳食纤维
	脂肪	糖类	蛋白质	
90克	0.2克	9克	1.1克	0.9克

维生素			矿物质				
维生素C	维生素E	烟酸	钾	钙	钠	镁	锌
8毫克	0.14毫克	0.3毫克	147毫克	24毫克	4.4毫克	15毫克	0.23毫克

降"三高"厨房

洋葱炒鸡蛋

原料：洋葱250克，鸡蛋1个，盐2克，植物油5克，胡椒粉少许。

做法：

1. 洋葱去皮、洗净，切成条，鸡蛋磕入碗中，加入盐和少许胡椒粉搅散。

2. 锅内倒入油烧热，将鸡蛋快速滑散，盛出装盘。

3. 接着倒入洋葱煸炒稍软，加盐调味，再倒入鸡蛋，煸炒片刻出锅装盘即可。

功效：保护血管、稳定血压，提高脂肪和糖类代谢。

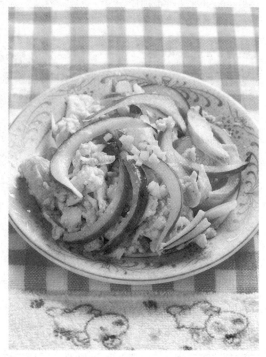

葱香黄瓜

原料：洋葱250克，黄瓜300克，植物油5克，盐2克。

做法：

1. 黄瓜刷净，切片；洋葱洗净、剥去老皮、切片。

2. 锅中倒入油，大火至七成热时，放入洋葱片煸炒，炒到洋葱变软，呈现略透明状时，放入黄瓜片，炒均匀后加入盐，再继续翻炒片刻即可。

功效：洋葱和黄瓜都含有丰富的抗氧化物质，一起做成菜肴，能有效防止因血液黏稠造成的氧化，防治高血压。

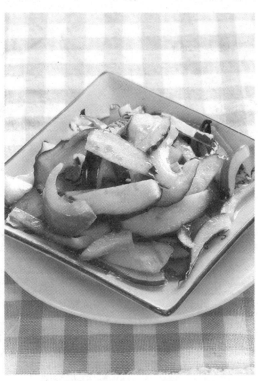

韭菜
抑制胆固醇吸收和餐后血糖升高

热量： 25千卡/100克

性温，味辛，归胃、肝、肾经

适宜人群： 一般人均可食用，更适合便秘、产后乳汁不足的女性

推荐食用量： 每餐50克

降"三高"关键词： 膳食纤维、胡萝卜素、硫化物、矿物质

　　韭菜含有的膳食纤维能强化胆酸的代谢，促使胆固醇转化为胆酸，进而达到降低胆固醇的功效，可预防动脉硬化、高血脂和高血压，同时还能避免餐后血糖上升得太快，帮助糖尿病患者控制血糖、预防便秘症状。韭菜中的胡萝卜素可清除体内自由基，降低胆固醇含量，对抗血栓形成，以及强化人体对葡萄糖的耐受性。韭菜中含有的特殊硫化物具有降血脂及扩张血管的作用。研究还发现，韭菜含有的钙、钾、锌等元素，可协助胰脏制造胰岛素，还能促进尿钠排泄，防止毛细血管破裂。

这样吃降"三高"

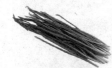

韭菜 + 鸡蛋 → "三高"患者适当食用有助于增强体质、防治便秘

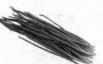 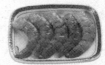

韭菜 + 虾仁 → 温养脾胃、固肾助阳，帮助"三高"患者提高抗病能力

影响血压、血糖、血脂的营养素含量（以 100 克为例）

可食部	三大营养素			膳食纤维
	脂肪	糖类	蛋白质	
90 克	0.4 克	4.5 克	2.4 克	—

维生素			矿物质				
维生素 C	维生素 E	烟酸	钾	钙	钠	镁	锌
2 毫克	0.57 毫克	0.86 毫克	241 毫克	44 毫克	5.8 毫克	24 毫克	0.25 毫克

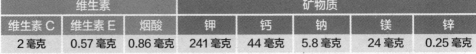

降"三高"厨房

韭菜炒虾仁

原料：韭菜300克，冷冻虾仁20个，姜、料酒、盐、植物油各适量。

做法：

1. 韭菜摘净去根部，洗净，控干水分，切成5厘米长的段；姜切细丝。

2. 冷冻虾仁事先用冷水化开，洗净，去掉虾线，控干水分，用料酒、盐先腌10分钟。

3. 热锅入植物油，大火烧热，下姜丝先煸出香味，倒入虾仁大火爆炒，其间再加一点儿料酒。

4. 看到虾仁卷成U形，即可放入韭菜一起大火快炒，其间加少量盐。看韭菜变软、快要出水时，立即关火，装盘即可。

功效：这道菜蛋白质、钙含量丰富，可为"三高"患者增强体质、维持血钙平衡、预防血管平滑肌痉挛。

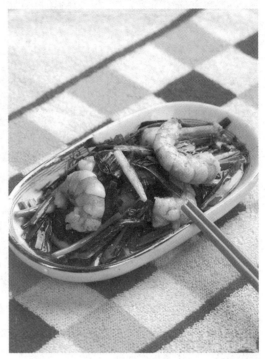

竹笋炒韭菜

原料：韭菜100克，竹笋50克，植物油、姜、盐各适量。

做法：

1. 韭菜切段备用；姜切丝；竹笋切丝。

2. 锅内放水烧开，加少许盐、植物油，放入竹笋丝焯一下水，可去除笋本身可能会有的苦涩。

3. 锅内放植物油烧热，加姜丝爆香，然后把韭菜段和竹笋丝一起入锅快炒，炒到韭菜软了，放少许盐，再翻炒均匀即可。

功效：清脆爽口，而且低热量低脂肪，很适合"三高"患者日常食用。

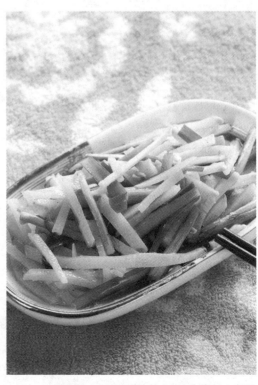

玉米

降低血脂，调节胰岛素分泌

热量： 352卡/100克

性平，味甘淡，归胃、肾经。

适宜人群： 一般人均可食用，三高人群尤为适宜。

推荐食用量： 鲜玉米每天100克，玉米面、玉米每天50~100克。

降"三高"关键词： 膳食纤维、钾、镁、钙、谷胱甘肽、硒

玉米富含膳食纤维，可减缓消化速度，有利于餐后血糖控制。膳食纤维也可加快胆固醇的排泄，可让血液中胆固醇控制在最理想的水平，有效预防动脉粥样硬化。玉米含有丰富的钾、镁、钙，钾能促进钠的代谢，镁有扩张血管、辅助心脏收缩的功效，而钙有降低血脂、抗血栓与扩张血管的作用。玉米中含有的镁、谷胱甘肽具有调节胰岛素分泌的功效，能够稳定血糖。玉米中还含有硒元素，硒具有类似胰岛素的作用，可促进葡萄糖的运转，从而降低血糖。

这样吃降"三高"

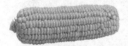 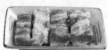

玉米＋排骨 → 营养丰富，可增强体质，提高抗病能力

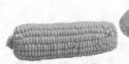 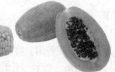

玉米＋木瓜 → 富含胡萝卜素，可增强抗氧化作用，预防动脉硬化

影响血压、血糖、血脂的营养素含量（以100克为例）

可食部	三大营养素			膳食纤维
	脂肪	糖类	蛋白质	
玉米（白、干）100克	3.8克	74.7克	8.8克	8克

维生素			矿物质				
维生素C	维生素E	烟酸	钾	钙	钠	镁	锌
—	8.23毫克	2.3毫克	262毫克	10毫克	2.5毫克	95毫克	1.85毫克

降"三高"厨房

玉米山楂胡萝卜瘦肉汤

原料：山楂30克，玉米1根，胡萝卜1根，猪瘦肉300克，盐适量。

做法：

　　1. 将猪瘦肉洗净，切小块；山楂洗净；玉米、胡萝卜洗净切块。

　　2. 将山楂、玉米块、胡萝卜块与猪瘦肉块一同放入砂锅，加适量水，先武火煮沸，再用温火煮1个小时，加盐调味即可。

功效：玉米蛋白质中的赖氨酸、色氨酸、苏氨酸比较少，与肉类搭配，可使营养更加全面。

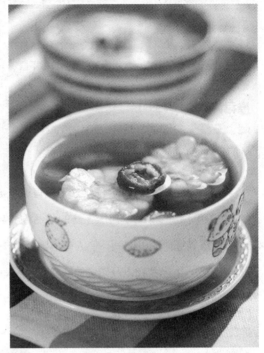

青椒枸杞玉米粒

原料：青椒200克，玉米粒100克，盐1克，植物油3克，枸杞子、胡椒粉各适量。

做法：

　　1. 玉米粒洗净，用沸水焯一下，捞出沥干；青椒洗净，切成同玉米粒大小的方丁；枸杞子洗净。

　　2. 锅内放油，烧至七成熟时，放入青椒丁翻炒。

　　3. 锅内留底油，放入玉米粒略炒，下青椒丁翻炒，加入盐、胡椒粉至双丁熟后，下枸杞子炒匀即可。

功效：益脾胃、降血糖、降血脂。特别适宜高血糖、高血脂人群。

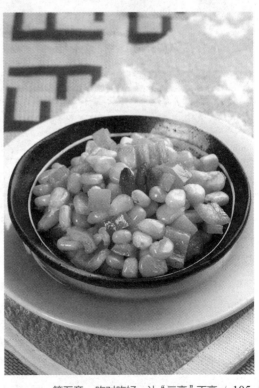

荞麦

扩张血管，改善葡萄糖耐量

热量： 337千卡/100克

性寒，味甘，归肺、脾、胃经

适宜人群： 一般人均可食用，尤其适合食欲不振、糖尿病患者

推荐食用量： 每天60克

降"三高"关键词： 烟酸、芦丁、膳食纤维、黄酮类化合物

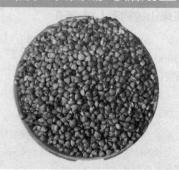

荞麦含有的烟酸、芦丁等成分，具有扩张血管、增加血管弹性、促进血液循环的作用，其中芦丁也能抑制使血压上升的酶活性，起到控制血压上升的作用；所含的膳食纤维可以延缓胃肠排空的时间，使人有饱腹感，从而减少热量的摄入，还能稳定餐后血糖；荞麦中的黄酮类化合物以及矿物质镁、锌、铬等具有抗血栓、改善糖耐量等作用。此外，荞麦的血糖生成指数只有54，轻度糖尿病患者可通过食用荞麦来控制病情。

这样吃降"三高"

荞麦 + 小米 → 养脾胃，降血脂，增强体质

荞麦 + 黄豆 → 助消化，提高糖耐量，有助于控制血糖

影响血压、血糖、血脂的营养素含量（以 100 克为例）

可食部	三大营养素			膳食纤维
	脂肪	糖类	蛋白质	
100 克	2.3 克	73 克	9.3 克	6.5 克

维生素			矿物质				
维生素C	维生素E	烟酸	钾	钙	钠	镁	锌
—	4.4毫克	2.2毫克	401毫克	47毫克	4.7毫克	258毫克	3.62毫克

降"三高"厨房

胡萝卜荞麦面汤

原料： 荞麦面50克，胡萝卜100克，酱油、料酒、葱各适量。

做法：

1. 把胡萝卜洗净、切小丁；葱洗净、切末。

2. 锅内加水，再加处理好的胡萝卜、葱一起煮，将近煮开的时候，加料酒、酱油调味。

3. 荞麦面加水调成稠糊状，用汤匙拨入汤中，煮开即可。

功效： 低脂肪低热量，还能帮助消化，加速糖代谢，有利于餐后血糖稳定。

燕麦

降低血脂，助葡萄糖转化为能量

热量： 338千卡/100克

性温，味甘，归肝、脾、胃经

适宜人群： 一般人均可食用，更适合中老年人

推荐食用量： 每天40克

降"三高"关键词： 膳食纤维、维生素B1、亚麻酸、亚油酸、皂苷

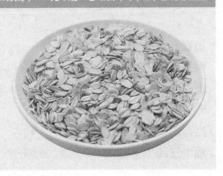

　　燕麦含有丰富的可溶性膳食纤维，可减缓人体对葡萄糖的吸收，控制餐后血糖升高，而且热量低，很适合心脏病、高血压、高血脂和糖尿病患者对食物的需要。燕麦中的维生素 B_1，能参与糖类及脂肪的代谢，帮助葡萄糖转变成能量。燕麦中的亚麻酸具有调节生理代谢的功能，能够控制血糖量，让血糖变化趋于稳定。燕麦中还含有丰富的亚油酸和皂苷，它们都有明显降低血液胆固醇、甘油三酯和低密度脂蛋白的作用。

这样吃降"三高"

燕麦 + 牛奶　→　营养丰富全面，降压降脂

燕麦 + 小米　→　粗细搭配，很适合"三高"患者

影响血压、血糖、血脂的营养素含量（以 100 克为例）

可食部	三大营养素			膳食纤维
	脂肪	糖类	蛋白质	
100 克	0.2 克	77.4 克	10.1 克	6 克

维生素			矿物质				
维生素 C	维生素 E	烟酸	钾	钙	钠	镁	锌
—	0.91 毫克	—	356 毫克	58 毫克	2.1 毫克	116 毫克	1.75 毫克

降"三高"厨房

燕麦片蛋菜粥

原料： 白菜100克，鸡蛋1个，燕麦片25克，香油3克，盐2克。

做法：

1. 锅内放水烧开，向锅内磕入一个鸡蛋，用筷子把鸡蛋搅散。

2. 把小白菜切碎，放入锅内，等水烧开后，把燕麦片放进去不停搅动，烧开后关火，加盐，淋上少量香油即可。

功效： 降脂减肥，适用于高血糖肥胖人群，也可作为糖尿病合并高脂血症者的日常保健食品。

香蕉

多重降压，兼顾胆固醇排泄

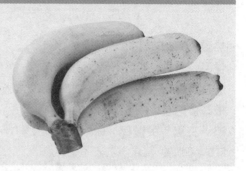

热量： 93千卡/100克

性寒，味甘，入脾、胃经

适宜人群： 一般人均可食用，尤其适合大便干燥、患痔者

推荐用量： 每天1根

降"三高"关键词： 钾、镁、膳食纤维

香蕉含的钾不仅对调节人体血压具有多重功效，还能降低血液中的胆固醇含量，促进胆汁分泌和排泄，起到降血脂的作用。香蕉含有大量的镁元素，可抑制血管平滑肌收缩，扩张血管，对控制血压、血脂，降低心血管疾病的发生率都很有助益。香蕉中的膳食纤维可促进肠蠕动、促使毒物与脂类排出体外，起到降低胆固醇的功效。

这样吃降"三高"

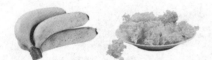

香蕉 + 银耳 → 清热滋阴，降脂减肥

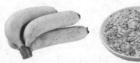

香蕉 + 燕麦 → 降压降脂，改善睡眠

影响血压、血糖、血脂的营养素含量（以 100 克为例）				
可食部	三大营养素			膳食纤维
	脂肪	糖类	蛋白质	
59克	0.2克	22克	1.4克	1.2克

维生素			矿物质				
维生素C	维生素E	烟酸	钾	钙	钠	镁	锌
8毫克	0.24毫克	0.7毫克	256毫克	7毫克	0.8毫克	43毫克	0.18毫克

降"三高"厨房

香蕉苹果酸奶沙拉

原料： 苹果、香蕉、梨各适量，酸奶200克，柠檬汁少许。

做法：

将酸奶、柠檬汁混合搅拌后备用，水果去皮切丁后与酸奶调拌即成。

功效： 香蕉在人体内能帮助大脑制造一种助眠成分——血清素，睡眠不好的高血压患者适当食用香蕉有助于改善睡眠。

猕猴桃

加速脂肪分解，防止血栓

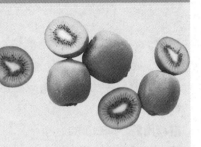

热量： 61千卡/100克

性寒，味酸、甘，入胃、膀胱经

适宜人群： 一般人均可食用，尤其适合心血管疾病患者

推荐食用量： 每天1~2个

降"三高"关键词： 钾、维生素C、镁、钙、膳食纤维

　　猕猴桃中钾的含量较高，能促进胆汁分泌、加速胆固醇排泄，对血压、血脂调节起着重要作用。猕猴桃的维生素C含量极为丰富，能够促进人体合成氮氧化物，而氮氧化物具有扩张血管的作用，有助于降低血压。猕猴桃还富含矿物质镁、钙，其中钙可维持胰岛素正常分泌，镁可调节血糖。另外，猕猴桃中的膳食纤维可减缓葡萄糖吸收，避免血糖上升太快，以及可促进胆固醇从人体排出，减少身体对胆固醇的吸收。

这样吃降"三高"

猕猴桃＋酸奶 → 促进胃肠蠕动，加速胆固醇的排出

猕猴桃＋燕麦 → 提供丰富的维生素，可降糖降脂

影响血压、血糖、血脂的营养素含量（以100克为例）				
可食部	三大营养素			膳食纤维
	脂肪	糖类	蛋白质	
83克	0.6克	14.5克	0.8克	2.6克

维生素			矿物质				
维生素C	维生素E	烟酸	钾	钙	钠	镁	锌
62毫克	2.43毫克	0.3毫克	144毫克	27毫克	10毫克	12毫克	0.57毫克

降"三高"厨房

猕猴桃玉米燕麦粥

原料： 猕猴桃100克，玉米面25克，燕麦片50克。

做法：

1. 猕猴桃去皮，稍微冲洗后切成小块；玉米面用冷水调成糊状；燕麦片倒入适量的开水搅拌均匀。

2. 锅内放适量水烧开，放入调好的玉米糊，用小火烧开后，再加入燕麦片、猕猴桃，一起调匀即可食用。

功效： 助消化，预防和缓解便秘，还有助于改善血液循环，缓解高血压。

草莓　防止脂肪沉淀，辅助降血糖

热量： 32千卡/100克

性凉，味甘，入脾、胃、肺经

适宜人群： 一般人均可食用，风热咳嗽、咽喉肿痛、癌症患者尤宜食用

推荐用量： 每天100克

降"三高"关键词： 膳食纤维、果胶、维生素C、胡萝卜素

　　草莓含有膳食纤维、果胶类物质，能分解食物中的脂肪，排出多余的胆固醇，从而降低血液中的胆固醇浓度，从而防止脂肪聚集，预防动脉硬化和高血压。草莓中所含的维生素C、胡萝卜素是强抗氧化剂，可清除体内自由基，预防高血压。糖尿病患者适量吃草莓，可有效预防高血压、高血脂等并发症。另外，草莓还含有维生素E、镁、锌、硒等成分，能抗氧化、清除自由基，还能改善肤色，增强体质。

这样吃降"三高"

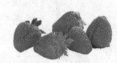
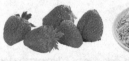

草莓 + 牛奶 → 美白、减肥、消脂，预防心脑血管疾病　　草莓 + 燕麦 → 养心安神，预防心脑血管疾病

影响血压、血糖、血脂的营养素含量（以100克为例）				
可食部	三大营养素			膳食纤维
	脂肪	糖类	蛋白质	
97克	0.2克	7.1克	1克	1.1克

维生素			矿物质				
维生素C	维生素E	烟酸	钾	钙	钠	镁	锌
47毫克	0.71毫克	0.3毫克	131毫克	18毫克	4.2毫克	12毫克	0.14毫克

降"三高"厨房

草莓麦片粥

原料： 燕麦片50克，草莓10克，蜂蜜适量。

做法：

1. 将草莓研碎，再加入少许蜂蜜均匀混合。
2. 往锅里加入适量清水，放入燕麦片、草莓煮沸，再转入小火煮成粥，即可出锅装碗。

功效： 富含膳食纤维、维生素、矿物质等多种成分，有助于降压降脂。

提示： 糖尿病患者做这道粥时，可用代糖替代蜂蜜。

牡蛎

清除胆固醇，增强胰岛功能

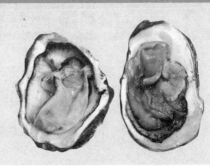

热量： 73千卡/100克

性微寒，味咸，归肝、胆、肾经

适宜人群： 一般人均可食用，适合心悸失眠、烦躁不安、自汗、盗汗者

推荐食用量： 每餐20克

降"三高"关键词： 锌、钙、牛磺酸

　　牡蛎含锌丰富，是制造胰岛素的必要元素，当人体缺乏锌元素时，胰岛素分泌就会失常。牡蛎中的钙可平衡胰岛素分泌，当人体用餐后，钙便释放信息请求胰岛素增加分泌量，而当人体血糖降低时，又会通过钙的调节，降低胰岛素的分泌，使人体血糖保持正常值。牡蛎还含有大量牛磺酸，其可促进肝糖原转化，减轻胰岛负担。另外，牛磺酸也有强化、扩张动脉血管，促进血液循环，降低血压与血脂的作用。

这样吃降"三高"

 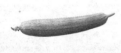

牡蛎 + 丝瓜 → 改善心情烦躁、睡眠不佳等不适

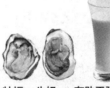

牡蛎 + 牛奶 → 有助于强化骨骼，预防骨质疏松

影响血压、血糖、血脂的营养素含量（以100克为例）				
可食部	三大营养素			膳食纤维
	脂肪	糖类	蛋白质	
100克	2.1克	8.2克	5.3克	—

维生素			矿物质				
维生素C	维生素E	烟酸	钾	钙	钠	镁	锌
—	0.81毫克	1.4毫克	200毫克	131毫克	462.1毫克	65毫克	9.39毫克

降"三高"厨房

牡蛎肉末粥

原料： 米饭（蒸）50克，鲜牡蛎160克，猪瘦肉馅50克，植物油、盐、清汤、芹菜、胡椒粉各适量。

做法：

1.鲜牡蛎去壳，冲洗干净，沥干备用；芹菜洗净、切碎。

2.猪瘦肉馅加盐、植物油、胡椒粉、香油拌匀，腌10分钟左右。

3.将米饭放入锅中，加入清汤煮滚，放入猪肉馅、牡蛎，用小火熬至熟，下入盐调好味，再加入芹菜末，略煮片刻即可。

功效： 提供丰富的营养，有助于提高胰岛功能、平稳血压、分解脂肪。

专题：
食物交换份让"三高"也能吃得"随心所欲"

对于"三高"患者来说，吃好一日三餐是头等大事。"三高"患者尤其是糖尿病患者，不仅要明确自己每天摄入的热量是多少，安排好每天的餐次和食物，还要尽可能地让食物的品种丰富起来，以使自己吃得营养丰富又能降低"三高"。

● 算一算每天所需总热量

"三高"患者需要限制热量的摄入，尤其是糖尿病患者，如果摄入过多的热量，可使血糖浓度持续升高而引发不适，还有可能引起肥胖，增加发生心脑血管疾病并发症的风险。那么，怎么计算一天需要多少热量呢？

第一步：判断体重状况

标准体重计算方法：**体重指数（BMI）= 体重（千克）÷ 身高（米）^{2}**

体重判断标准	
正常体重	18.5 ≤体重指数≤ 23.9
消瘦	体重指数 <18.5
轻度肥胖	24 ≤体重指数≤ 27.9
肥胖	28 ≤体重指数≤ 29.9
重度肥胖	体重指数≥ 30

第二步：根据体重状况和劳动强度计算每日需要的总热量

每日所需总热量计算方法：**全天所需总热能（千卡）= 标准体重 × 每日热能需要量**

不同体力劳动的热能需要量				
劳动强度	举例	每日热能需要量（千卡 / 千克标准体重）		
		消瘦体重者	正常体重者	肥胖体重者
卧床休息		20~25	15~20	15
轻体力劳动	教师、办公室管理、售货员、钟表修理工	35	25~30	20~25
中体力劳动	学生、司机、电工、外科医生、体育活动	40	35	30
重体力劳动	农民、建筑工、搬运工、伐木工、冶炼工、舞蹈者	45~50	40	35

案例分析：

老王，男性，50岁，身高175厘米（1.75米），体重85千克（公斤），从事办公室管理工作，属于轻体力劳动。2年前诊断出糖尿病、高脂血症，经过治疗，血糖控制良好，血脂恢复正常水平。

老王的体重是85千克，身高是1.75米，体重指数（BMI）= 85÷1.752 ≈ 27.76，属于轻度肥胖。

老王每日工作属轻体力劳动，又属于肥胖体重范围，每日应摄入热能量为：20~25千卡/千克标准体重，因此老王每日所需要的总能量为以下数值：每日所需总热量 = 70×（20~25）=1400~1750千卡。

注：在营养学中，1千卡 =4.1855千焦。

● **分一分，分配好三餐和加餐的热量比例**

一日三餐的分配主要有两种方式：一是按1/5、2/5、2/5的比例进行分配；二是根据个人的饮食习惯三餐等量分配为1/3、1/3、1/3。每日进餐总量和三餐分配相对固定。如果有加餐，应从上一餐的总热量中减去加餐所产生的热量。对于糖尿病患者而言，加餐可避免一次性进食过多而增加胰岛的负担，出现血糖过高，也可防止进食过少而发生低血糖。

在前面的例子中，老王每日需要的总热量为1400~1750千卡，如早、午、晚三餐按1/5、2/5、2/5的比例分配，三餐的能量分别为：

早餐的热量 =（1400~1750）千卡 ×1/5=280~350千卡

午餐的热量 =（1400~1750）千卡 ×2/5=560~700千卡

晚餐的热量 =（1400~1750）千卡 ×2/5=560~700千卡

如果按照三餐等量分配的原则，则三餐的能量分别为：（1400~1750）千卡 ×1/3=466~583千卡

● 排一排，安排好一日三餐的食物种类

不论是糖尿病患者，还是高血压、高血脂人群，都要"精打细算"，安排好一日三餐的食物种类，以使营养摄入全面均衡。

早餐：营养要全面

营养均衡的早餐应包括：谷薯类、肉蛋类、乳类、豆类和蔬菜水果类。混合的食物种类越多，对血糖的影响就越小，而且还能提供丰富全面的营养，对促进脂肪分解代谢有益。

午餐：食物种类要丰富

午餐宜做到荤素搭配、少油、少盐。宜选择清炒、蒸、炖的菜肴，其中胡萝卜、茄子、冬瓜、蘑菇、白萝卜、番茄、海带、木耳、白菜等是午餐的首选食材。新鲜的绿叶蔬菜也是必不可少的。

晚餐：应适当吃些粗粮

晚餐在荤素搭配、少油、少盐的基础上，可以适当增加粗粮的摄入。粗粮除富含膳食纤维外，维生素和矿物质的含量也较高，有促进肠蠕动，防止便秘的作用。若晚餐用糙米、赤豆等配上少量白米，再加上蔬菜和肉类，就是不错的晚餐。

加餐：低热量、低脂肪、高营养

加餐应选择低热量、低脂肪、低糖分的水果，富含膳食纤维的粗粮面包、饼干，以及富含蛋白质、钙的牛奶、酸奶等。糖尿病患者加餐，则需要相应地减少主食的摄入，以保证全天的营养摄入不超标。

● 换一换，让食物更多样

食物交换份是目前国际上通用的饮食控制方案，它可以在不超出全天总热量的前提下，使每日的食谱尽可能丰富美味。食物交换份在糖尿病的调理中比较流行，其实它不但是糖尿病患者的"专属"，也同样适用于高血压、高血脂患者。

什么是食物交换份

所谓食物交换份，就是将食物分成四组，分别是谷薯、果菜、肉蛋、油脂。同类食物在一定重量内，所含的蛋白质、脂肪、碳水化合物和热量相似，因此可以互相替代。利用食物交换份，只要每日膳食包括这四大类食品，即可构成平衡膳食。为了便于了解和控制总热量，四类食物中每份所含热量均约为90千卡。食品交换分四大组，包括8个小类，每类的营养价值如下：

组别	类别	每份质量（克）	热量（千卡）	蛋白质（克）	脂肪（克）	糖类（克）	主要营养素
谷薯组	谷薯类	25	90	2.0	—	20.0	糖类、膳食纤维
果菜组	水果类	200	90	1.0	—	21.0	维生素
	蔬菜类	500	90	5.0	—	17.0	矿物质
肉蛋组	肉蛋类	50	90	9.0	6.0	—	脂肪
	大豆类	25	90	9.0	4.0	4.0	膳食纤维
	奶制品	160	90	5.0	6.0	—	蛋白质
油脂组	坚果类	15	90	4.0	7.0	2.0	脂肪
	油脂类	10	90	—	10.0	—	脂肪

确定食物交换份的份数

食物交换份份数的计算方法为：**食物交换份数 = 每日身体所需总热量（千卡）÷ 90（千卡）**

下面列出不同热量饮食内容举例表，"三高"患者可以结合自身实际情况进行参考。

热量（千卡）	交换份数（份）	谷薯类		果菜类		肉蛋类		油脂类	
		重量（克）	单位（份）	重量（克）	单位（份）	重量（克）	单位（份）	重量（克）	单位（份）
1200	14	350	6	500	1	150	3	20	2
1400	16	400	8	500	1	150	3	20	2
1600	18	450	10	500	1	150	3	20	2
1800	20	500	12	500	1	150	3	20	2
2000	22	550	14	500	1	150	3	20	2
2200	24	600	16	500	1	150	3	20	2

食物互换的原则

◎ **同类食物可以互换：**如 50 克大米可以与 50 克小米、50 克挂面、50 克燕麦互换。

◎ **生、熟可以互换：**如 50 克大米可以与 70 克面包、70 克窝头互换。

注意：食物煮熟后，由于吸收或流失水分及其他成分，其质量往往会发生很大变化。以下列出 3 种食物生熟质量互换关系供大家参考。

大米 50 克	米饭 130 克
面粉 50 克	馒头 75 克
生肉 50 克	熟肉 35 克

◎ **不同食物可以互换：**不同类但营养素含量相似的食物可以互换，如25克小米可以与200克苹果、300克草莓互换，50克瘦肉可以与100克豆腐互换，500克白菜可以与200克苹果互换，25克燕麦片可以与200克橘子互换，20粒花生米可以与10克油或50克瘦肉互换。

食物交换份应用举例	
早餐	◎花卷80克 → 烙饼80克
	◎牛奶250克 → 豆浆200克
	◎拌海带丝100克 → 拌黄瓜100克
中餐	◎发糕80克 → 大米饭80克
	◎肉片炒大白菜（瘦肉50克，大白菜100克）→ 肉片炒丝瓜（瘦肉50克，丝瓜100克）
	◎炝莴笋（莴笋100克）→ 凉拌苦瓜（苦瓜100克）
晚餐	◎玉米面窝头80克 → 馒头80克
	◎肉炒茭白（瘦肉25克，茭白100克）→ 肉片炒西葫芦（瘦肉25克，西葫芦100克）
	◎茄子炒豆腐丝（茄子100克、豆腐皮25克）→ 豆腐丝炒韭菜（豆腐皮25克，韭菜100克）

等值谷物食物交换表			
食品	等值交换重量（克）	食品	等值交换重量（克）
大米、小米、薏米、糯米	25	苏打饼干	25
白面、玉米面	25	烧饼、烙饼、馒头	35
莜麦面、荞麦面	25	生面条	35
燕麦片	25	咸面包	35
高粱米、玉米、米粉	25	魔芋面条	35
各种挂面、龙须面、通心粉	25	土豆	100
芸豆、干豌豆	25	湿粉皮、凉粉	150
绿豆、红小豆	25	鲜玉米（中等个）	200

注意：每份交换份提供热量90千卡，蛋白质2克，糖类20克。

等值蔬菜类食物交换表			
食品	等值交换重量（克）	食品	等值交换重量（克）
白菜、圆白菜、空心菜	500	绿豆芽、鲜蘑菇、芦笋	25
芹菜、竹笋、西葫芦	500	茼蒿、韭菜、茴香	35
白萝卜、茭白、青椒、冬菇	400	丝瓜、冬瓜、茄子	35
菜花、南瓜	350	黄瓜、番茄、苦瓜	35

等值蔬菜类食物交换表

食品	等值交换重量（克）	食品	等值交换重量（克）
鲜豇豆、扁豆、洋葱、蒜薹	250	苋菜、芥蓝、莴笋	35
胡萝卜、蒜苗	200	水浸海带	100
山药、荸荠、藕	150	菠菜、油菜、茄子	150
鲜豌豆、毛豆	70	干香菇	200

注意：每份交换份提供热量90千卡，蛋白质5克，糖类17克。

等值水果类食物交换表

食品	等值交换重量（克）	食品	等值交换重量（克）
西瓜	500	李子、杏、猕猴桃	200
草莓	300	橘子、橙子、柚子	200
梨、桃、苹果	200	杧果、柿子、鲜荔枝、香蕉	150

注意：每份交换份提供热量90千卡，蛋白质1克，糖类21克。

等值肉蛋类食物交换表

食品	等值交换重量（克）	食品	等值交换重量（克）
香肠（瘦）、火腿	20	鹌鹑蛋（6个）	60
肥少瘦多的牛、羊、猪肉	25	鸭蛋、松花蛋（1个）	60
熟无糖叉烧肉、午餐肉	35	鲢鱼、鲫鱼、草鱼、鲤鱼	80
熟酱牛肉、酱鸭、扒鸡	35	甲鱼、比目鱼、大黄鱼、带鱼	80
精瘦牛、羊、猪肉	50	鳝鱼、大燕鱼	80
鸭、鹅瘦肉	50	对虾、鲜贝、青虾	80
鸡瘦肉	50	兔肉、蟹肉、鱿鱼	100
鸡蛋	60	水发海参	350

注意：每份交换份提供热量90千卡，蛋白质9克，脂肪6克。

等值奶制品类食物交换表

食品	等值交换重量（克）	食品	等值交换重量（克）
脱脂奶粉（无糖）	20	酸奶（无糖）	130
全脂奶粉	25	鲜牛奶	160
奶酪	25	鲜羊奶	160

注意：每份交换份提供热量90千卡，蛋白质5克，脂肪5克，糖类6克。

等值豆类食物交换表

食品	等值交换重量（克）	食品	等值交换重量（克）
干黄豆	20	豆腐干	50
腐竹	20	北豆腐	100
豆腐丝	50	南豆腐	150
油豆腐	50	豆浆（黄豆1份加同等重量的水8份，磨浆）	400

注意：每份交换份提供热量90千卡，蛋白质9克，脂肪4克，糖类4克。

等值油脂类食物交换表

食品	等值交换重量（克）	食品	等值交换重量（克）
花生油、玉米油、豆油（1汤匙）	10	猪、牛、羊油	10
香油	10	黄油	10
核桃仁、花生米	15	葵花籽（带壳）	20
杏仁	15	西瓜子（带壳）	25

注意：每份交换份提供热量90千卡，脂肪10克。

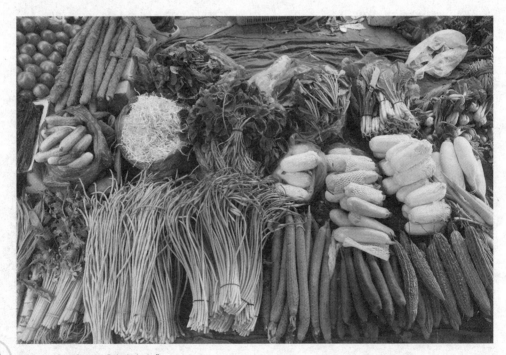

第六章

用好常见中药，让"三高"不高

控制"三高"，

生活中常见的中药也能帮忙。

那么哪些中药有助于控制"三高"，

怎么使用降"三高"的效果更好，

使用中药时有什么注意事项？

本章选取常见的降"三高"中药，

详解其对"三高"的作用、使用方法，

并配以相应的药膳，

"三高"患者可在医生的指导下，

西医治疗为主、中医治疗为辅，

联合运动、饮食管理来达到控制"三高"的目的。

中医眼中的"三高"

● 中医里的高血压

高血压是以体循环动脉压增高为主要表现的临床综合征，是最常见的心血管疾病之一。中医里将高血压归于"眩晕""头痛"等范畴，多因体质禀赋异常、情志失调、饮食不节、劳逸过度等导致阴阳失调、脏腑失和所致，其病位在肝、心、脑、肾，尤其以肝和肾为主。

中医临床上，高血压主要有以下几种类型：

类型	症状表现	治疗原则
冲任失调型高血压	多见于更年期前后，以血压升高兼有头晕头痛、心烦易怒为特点	患者气血亏虚，应气血双补、阴阳平衡
肝阳上亢型高血压	表现为血压升高兼有眩晕，伴头目胀痛、面红耳赤、烦躁易怒	患者肝阳上亢，应平肝潜阳
瘀血阻滞型高血压	表现为血压升高兼有头晕头痛如刺、痛有定处、胸闷心悸等	患者血瘀阻窍，应活血通窍
肝肾阴虚型高血压	表现为血压升高兼有眩晕，伴头痛耳鸣、腰膝酸软	患者肝肾阴虚，应滋阴、补益肝肾
痰浊中阻型高血压	多见于肥胖型高血压病患者，表现为血压升高兼有头晕等	患者痰湿阻滞脾胃，应健脾化湿、祛痰降浊
阴阳两虚型高血压	表现为血压升高兼有头晕目眩、胸闷呕吐、心悸失眠、腰腿酸软等	患者阴阳两虚，应温阳育阴、阴阳平衡

● 中医里的糖尿病

中医将糖尿病归于"消渴"的范畴，"消渴"就是消瘦烦渴的意思。中医认为糖尿病多因嗜酒厚味，脾胃损伤，运化失调，消谷耗津，纵欲伤阴而致。先天禀赋不足者，尤其以阴虚体质者更容易患糖尿病。除此之外，长期的精神刺激会使肝气郁结，造成津液亏损，引发消渴，从而导致糖尿病。

消渴表现为三多，即多饮、多食、多尿，"三多"症状往往同时存在，根据其表现程度的轻重不同，分为以下几种类型：

类型	症状表现	治疗原则
肺热津伤型糖尿病（上消）	以肺燥为主，表现为烦渴多饮、口干舌燥，尿频量多，舌边尖红，苔薄黄，脉洪数	患者肺热津伤，应清热润肺，生津止渴
胃热炽盛型糖尿病（中消）	以胃热为主，表现为多食易饥，口渴，尿多，形体消瘦，大便干燥，苔黄，脉滑实有力	患者胃热炽盛，应清胃泻火，养阴增液
肾阴亏损型糖尿病（下消）	表现为尿频量多，混浊如脂膏，或尿甜，腰膝酸软，乏力，头晕耳鸣，口干唇燥，皮肤干燥、瘙痒，舌红苔少，脉细数	应滋阴补肾、润燥止渴
阴阳两虚型糖尿病（下消）	主要表现为小便频数，混浊如膏，甚至饮一溲一，面容憔悴，耳轮干枯，腰膝酸软，四肢欠温，畏寒肢冷，阳痿或月经不调，舌苔淡白而干，脉沉细无力	应温阳滋阴、补肾固摄

　　这几种证型之间常互相影响，如肺燥津伤，津液失于敷布，则脾胃不得濡养，肾精不得滋助；脾胃燥热偏盛，上可灼伤肺津，下可耗伤肾阴；肾阴不足则阴虚火旺，亦可上灼肺胃，终至肺燥胃热肾虚。所以，中医治疗消渴病的基本原则是清热润燥、养阴生津，调养好虚损的脏腑，滋养气血。

● 中医里的高血脂

　　中医里将高血脂归为"痰浊""血瘀"范畴，认为体质禀赋异常、饮食不节、情志失调、多静少动以及年老体弱等因素，使多过的膏脂浊化而成湿浊、痰饮，使气血运行障碍发生血瘀以及脏腑功能失调，而成高血脂。

　　中医里主要将高血脂分成如下类型：

类型	症状表现	治疗原则
痰湿型高血脂	头身困重，胸脘痞闷，或者身形肥胖，头晕目眩，也有的伴有肢体麻木、口腔内部感觉粘腻等症状	患者身体内部痰湿重，应祛痰化湿、升清降浊
痰瘀阻滞型高血脂	头晕头痛，胸部憋闷、隐隐作痛，肢体麻木	患者痰瘀阻滞，应化痰去湿、活血化瘀

　　中医认为，痰湿或痰瘀都与肝、肾、脾有着密切的关系，而且三者相互关联，因而调理高血脂多从肝、肾、脾入手。肝脾调和，肾气充足，脾气健运，水谷精微运化、输布正常，则痰湿无以生、痰瘀无以成，身体的膏脂也就自然而然变少。

减压、降糖、降脂食药物质

山药

益气养阴，降"三高"

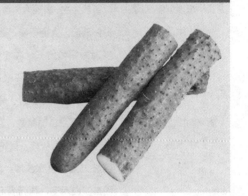

性平，味甘，入肺、脾、肾经

适宜人群： 一般人均可食用，尤其适合糖尿病患者、腹胀者、虚弱者

推荐用量： 干品15~30克，鲜品80~100克

降"三高"关键词： 多巴胺、谷甾醇、黏液蛋白、可溶性膳食纤维

山药鲜品可做菜肴、主食，干品入药，而且性质平和，对于"三高"患者来说是不错的补益之品。它含有多种营养素，有补气健脾、降低血糖、强健机体、滋肾益精的作用。现代药理研究发现，山药含有的多巴胺、谷甾醇等成分，有助于降低胆固醇、扩张血管、改善血液循环，起到防治高血压、高血脂的作用。对于糖尿病患者而言，鲜品山药富含可溶性膳食纤维，吸水后能膨胀80~100倍，容易产生饱腹感，从而控制进食欲望，稳定餐后血糖。另外，与其他蔬菜相比，山药的碳水化合物含量较高，而血糖生成指数很低，因此，"三高"患者尤其是糖尿病患者，可将山药作为主食食用，可配以白面制成山药饼，也可直接蒸熟食用。

这样吃降"三高"

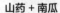

山药 + 南瓜 → 健脾养胃，增强化痰湿、降血糖的功效

山药 + 芝麻 → 滋补脾肾，促进新陈代谢，增强体质

温馨提示

山药养阴而兼涩性，能助湿，因此湿盛中满或有积滞者慎用。

山药具有较强的收敛作用，大便燥结者不宜食用。

降"三高"药膳

山药南瓜粥

原料：山药100克，南瓜100克，粳米50克，盐适量。

做法：

1. 山药去皮洗净，切成小块 南瓜洗净切丁；粳米洗净后放在清水中浸泡半小时，捞出沥干。

2. 粳米放入锅中，加入适量清水，大火煮沸后，放入南瓜、鲜山药，改用小火煮至粳米熟烂，加入盐调味即可。

功效：健脾益肾，降低血糖、血脂。

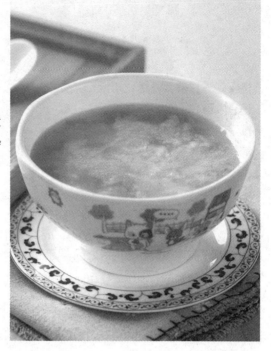

山药萝卜汤

原料：白萝卜100克，山药50克，芫荽、盐各适量。

做法：

1. 山药洗净、去皮，切成块状；白萝卜洗净，切块；芫荽洗净，切段。

2. 山药和白萝卜一同放入锅中，加入适量清水，大火煮沸后，改用小火再煮20分钟，放入芫荽，煮沸后加入盐调味即可。

功效：健脾益胃，净脂化浊，有助于降血糖、血脂以及稳定血压。

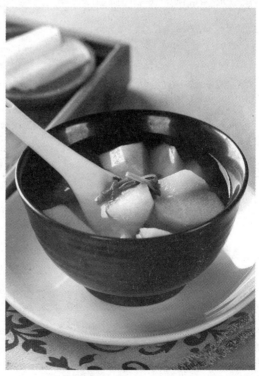

枸杞子

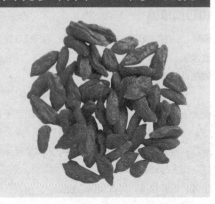

含有多种降"三高"成分

性平，味甘淡，归胃、肾经

适宜人群： 一般人均可食用

推荐用量： 每天10克左右

降"三高"关键词： 胡萝卜素、烟酸、枸杞多糖

　　枸杞子是常见的药食同源之品，可药可食，具有滋补肝肾、和血润燥、益精明目等功效，可改善视力减退、头晕目眩、腰膝酸软、牙齿松动、须发早白、失眠多梦、潮热盗汗、消渴等，适合肝肾阴虚引起的高血压、糖尿病等症。现代研究表明，枸杞子含有胡萝卜素、烟酸等成分，有助于保护血管、促进血液循环，起到降低胆固醇和血压的作用；枸杞中的枸杞多糖有降血糖作用，可增强胰岛素的敏感性，增加肝糖原的储备，从而降低血糖水平。

这样吃降"三高"

枸杞子＋菊花 → 清肝明目，降压降脂

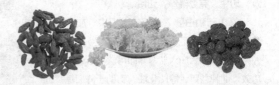

枸杞子＋银耳＋红枣 → 补血养颜，滋阴润燥

温馨提示

正在感冒发热、身体有炎症、腹泻者不宜吃枸杞子；性情急躁、喜食肉类、气滞痰多者慎食枸杞子。

枸杞山药粥

原料： 大米100克，山药50克，枸杞子10克，面粉、代糖各适量。

做法：

1. 将大米洗净；枸杞子用温水泡软；山药洗净，去皮，捣成泥，放入碗中，加入适量面粉拌匀成面团状，将山药面团捏成大小适中的丸子，放入沸水中煮至浮起，捞出。

2. 锅中加入适量清水，放入大米，煮至成粥，加入枸杞子、熟山药丸子及代糖，稍煮片刻即可。

功效： 健脾胃，促进胆固醇分解，降压降脂。

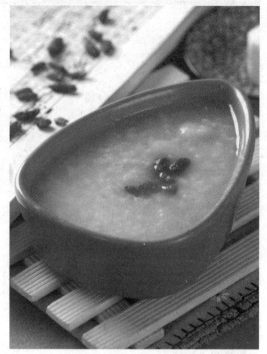

枸杞子炖兔肉

原料： 兔肉250克，枸杞子15克，生姜、葱、料酒、食盐各适量。

做法：

1. 兔肉洗净，切成大块；枸杞子洗净；生姜洗净切丝；葱洗净切丝。

2. 锅中放入适量清水煮沸，放入兔肉、枸杞子、葱和生姜，大火煮沸后改用小火煮90分钟，加入料酒和食盐，再煮15分钟即可。

食用注意： 外邪实热、脾虚有湿及泄泻者忌食；发热上火或患其他感染性疾病期间不宜食用。

功效： 枸杞子能明目、降脂降压、降血糖，可用于防治糖尿病并发高血压、高脂血症及眼部疾病。

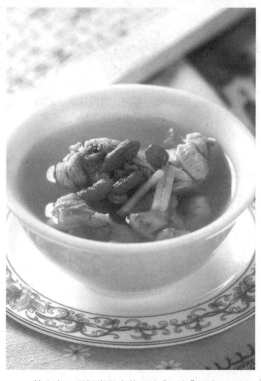

金银花

降低胆固醇，预防冠心病

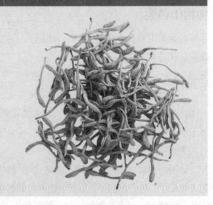

性寒，味甘，归肺、胃、心经

适宜人群： 一般人群均可食用

推荐用量： 每天10~20克

降"三高"关键词： 木犀草素、肌醇和皂甙

　　金银花可药可食，同时也是人们常用的茶品，它有清肝火、解热毒的作用，适合阴虚火旺型高血压患者以及有阴虚燥热之症的糖尿病患者、高血脂患者。研究发现，金银花中含有的木犀草素、肌醇和皂甙可分离出绿原酸，绿原酸是一种抗氧化剂，可清除人体内的自由基，保护血管内皮细胞，降低人体甘油三酯水平，起到防治动脉粥样硬化、高血压、高血脂等疾病的作用。

这样吃降"三高"

金银花 + 山楂　→　清热平肝，滋阴祛火，适用于有阴虚燥热之症的"三高"患者

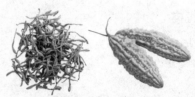

金银花 + 苦瓜　→　清心去火、利尿消肿、明目解毒，适合肝阳上亢型高血压患者

温馨提示

金银花性寒，女性经期内忌用，脾胃虚寒及气虚疮疡者忌服。

降"三高"药膳

金银花露

原料：金银花15克，代糖适量。

做法：

　　1.将金银花洗净，放入砂锅中，加两碗水，煎煮至生1碗水，去渣取汁，冷却。

　　2.取少许药汁，加入适量代糖，溶化后即可饮用。

功效：清热解毒、润肠通便，适用于有热结便秘症的"三高"患者。

山楂　降低胆固醇，预防动脉粥样硬化

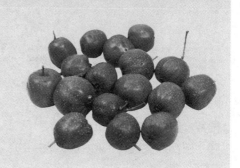

性微温，味酸、甘，归脾、胃、肝经

适宜人群：一般人群均可食用，尤其适合消化不良者

推荐用量：干品10~15克，鲜品可加量

降"三高"关键词：黄酮类化合物、三萜类

山楂酸甜可口，可生吃或制作成果脯果糕，干制后可入药。山楂具有消食化滞、活血散瘀等功效，"三高"患者易因病情影响而出现消化不良、便秘的情况，食用山楂有助于消积食、助消化。研究还发现，山楂含有黄酮类化合物、三萜类等成分，其中黄酮类化合物可以降低血管的脆性，改善血管的通透性，降低体内胆固醇；而三萜类物质有强心作用、还能增加冠脉血流和改善血液循环等，因此山楂有辅助治疗高血压、高血脂的作用。

这样吃降"三高"

山楂 + 百合　→　清心、平肝，有助于改善血压血脂水平

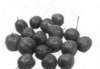

山楂 + 陈皮　→　健脾益气，助脾之运化，改善高血脂

温馨提示

空腹或消化性溃疡患者不宜多食，以免刺激胃黏膜，导致胃部胀满、反酸；糖尿病患者可食用山楂鲜品、干品，但不宜食用含糖量较高的山楂果脯果糕。

降"三高"药膳

山楂银耳羹

原料：山楂40克，银耳20克，代糖适量。

做法：

1. 银耳泡发洗净；山楂洗净。

2. 银耳放入锅中，加入适量清水，大火煮沸后改用小火炖1小时，放入山楂和代糖，炖至银耳熟烂即可。

功效：滋肝养肾、益气养肺、和血通脉，适用于"三高"患者。

薏苡仁

降血压降血脂，保护血管健康

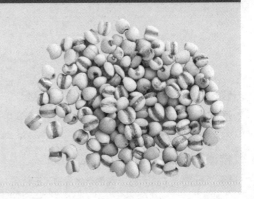

性微寒，味甘淡，归脾、肺、胃经

适宜人群： 一般人均可食用，尤其适宜水肿、皮肤粗糙者

推荐食用量： 每餐50~100克

降"三高"关键词： 硒、薏苡聚糖、薏苡仁酯、钙、镁

　　薏苡仁也就是生活中常见的薏米，它既是粗粮，也是药物，有利湿健脾、清热利尿等功效，适合因痰湿、痰浊所致的"三高"症。现代研究发现，薏苡仁中含有的微量元素硒，这是一种类似维生素 C 的强抗氧化剂，可平稳血糖，促进胰岛细胞修复，维持正常的胰岛素分泌，也有促进人体的血液循环、能量代谢，加速新陈代谢，降低血脂与胆固醇的功效。另外，薏苡仁中含有的薏苡聚糖、薏苡仁酯、钙、镁等成分，有助于保护血管、软化血管、分解胆固醇，继而起到预防血压、血糖波动，防止血脂水平上升的作用。

这样吃降"三高"

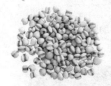　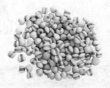

薏米＋冬瓜 → 清热利尿，促进钠和胆固醇排泄，预防肾病并发症

薏米＋百合 → 清心润肺、平肝养胃，防治肝阳上亢型高血压

温馨提示

脾虚无湿、脾胃虚寒、肠胃虚弱者慎食薏苡仁。

降"三高"药膳

薏苡玉须红豆粥

原料： 薏苡仁30克，玉米须15克，红豆15克。

做法：

1. 玉米须洗净；红豆去杂洗净；薏苡仁洗净，放入清水中浸泡一夜。

2. 将玉米须放入锅中，加入适量清水，煎煮35分钟，去渣，加入红豆、薏苡仁，煮成稀粥即可。

功效： 清热解毒、利湿泄热，促进钠盐和胆固醇分解，从而起到防治高血压、高血脂的作用，还能预防肾病并发症。

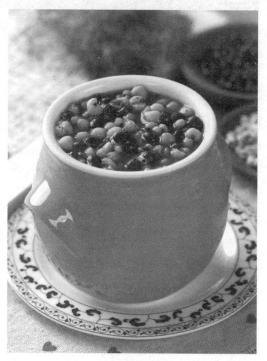

冬瓜薏米排骨汤

原料： 薏米25克，排骨150克，冬瓜100克，盐2克，姜适量。

做法：

1. 薏米洗净，加清水浸泡3~4个小时；排骨洗净，剁成块，用清水浸泡1小时（中间视血水情况换水1~2次），捞出沥干水分；薏米、排骨洗净；冬瓜洗净、切块；姜切片。

2. 将排骨冷水入锅，煮出血水，捞出冲净。

3. 砂锅放入水，下入排骨、薏米、冬瓜、姜，盖上煲盖，水开后关小火，煲50分钟左右，加入盐调味即可。

功效： 利尿排毒、止渴，适合"三高"患者补充营养、增强体质食用。

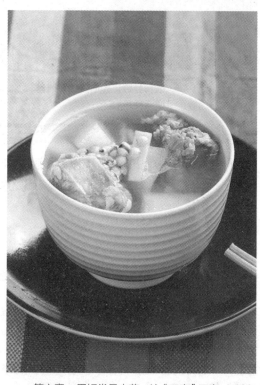

莲子

养心安神，降压降糖

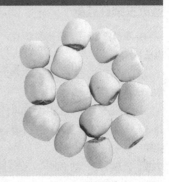

性平，味甘、涩，归脾、肾、心经
适宜人群： 一般人群均可食用
推荐用量： 每天6~15克
降"三高"关键词： 生物碱、钙、磷、钾

莲子是生活中常见的可药可食之品，鲜品可直接食用，干品可煎汤亦可泡软后用来煮粥、熬汤，其有补脾止泻、益肾固精、养心安神的功效，很适合脏腑失调的"三高"患者用于食疗之用。现代研究发现，莲子所含的生物碱具有强心、降血压的作用；它还富含钙、磷、钾等微量元素，有助于扩张外周血管，促进血液循环，帮助"三高"患者预防心血管并发症。另外，莲子还有安神助眠的作用，糖尿病合并失眠者适当食用，可有效改善失眠的症状。

这样吃降"三高"

莲子 + 红枣 → 健脾补肾，养血活血，改善血液循环

莲子 + 薏苡仁 → 清热平肝，养心安神，利尿祛湿

温馨提示

莲子有收涩的功效，中满痞胀及大便燥结者忌食；体虚或者脾胃功能弱者慎食。莲子不易消化，不宜大剂量服用，否则会出现腹胀、呕吐等消化不良的反应。

降"三高"药膳

莲子乌鸡汤

原料： 乌鸡1只，莲子20克，生姜、葱、胡椒粉、盐各适量。
做法：
　　1. 乌鸡宰杀去杂、洗净；莲子洗净，捣碎；生姜洗净切片；葱洗净切段。
　　2. 乌鸡放入锅中，将莲子放入鸡腹中，再放入生姜、葱、胡椒粉、盐，加入适量清水，大火煮沸后，改用中火炖至乌鸡熟烂即可。
功效： 补肝益肾、健脾固涩，"三高"患者适量食用有助于增强体质，提高抗病能力。

荷叶

"三高"患者、肥胖者的理想调养品

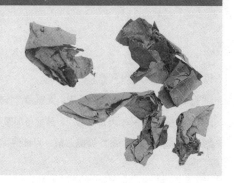

性平，味苦、涩，归心、肝、脾经

适宜人群： 一般人群均可食用

推荐用量： 干品每天3~10克，鲜品可加量

降"三高"关键词： 荷叶碱、柠檬酸、葡萄糖酸、膳食纤维、维生素

　　荷叶鲜品可煮粥或凉拌食用，具有降脂降糖、清热利尿、健脾补气的功效；干品可用来泡茶喝，对于暑热、口渴、肥胖、高血压、高血脂等有辅助治疗作用。现代研究发现，荷叶中含有的荷叶碱可以扩张血管，起到降血压的作用；荷叶还含有柠檬酸、葡萄糖酸、膳食纤维、维生素等物质，这些物质可促进胆固醇分解，还能促进代谢，提高胰岛功能。同时，荷叶特有的清香气味还有提神醒脑、舒压缓急的功效。

这样吃降"三高"

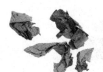 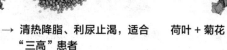

荷叶 + 绿豆 → 清热降脂、利尿止渴，适合"三高"患者

荷叶 + 菊花 → 清肝火、明目，缓解高血压引起的眩晕

温馨提示

体质瘦弱和气血不足者慎用荷叶。

降"三高"药膳

荷叶莲子粥

原料： 粳米200克，莲子100克，干荷叶10克。

做法：

1. 干荷叶用清水浸泡1小时，切成细丝；粳米淘净；莲子洗净。
2. 锅中加清水，大火煮沸后放入荷叶煮30分钟，捞出。
3. 粳米放入煮过荷叶的锅中，煮至半熟时放入莲子，煮至粥熟即可。

功效： 清热解毒、清心健脾、补中养神、消脂降压。

鱼腥草

清热解毒，降低血脂

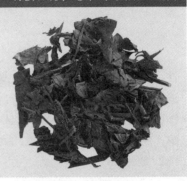

性寒，味辛，主归肺经

适宜人群：一般人群均可食用，尤其适合肺热咳嗽者

推荐用量：干品每天15~30克，鲜品可加量

降"三高"关键词：癸酰乙醛、月桂醛、绿原酸、芦丁

　　鱼腥草是一种常见的药食两用之品，其鲜品的茎可去除根须，切段凉拌食用，干品可煎汤当茶饮用，都具有清热解毒、利尿通淋等功效，"三高"患者适当服用，可促进代谢，加快钠盐和胆固醇的排泄，对控制"三高"、预防肾病并发症有益。现代药理研究发现，鱼腥草中含有的癸酰乙醛、月桂醛、绿原酸、芦丁等成分，具有利尿消炎、清除人体内自由基、保护血管、维持血管弹性等作用，因而很适合"三高"患者。

这样吃降"三高"

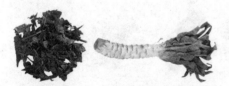

鱼腥草 + 莴笋　→　清热解毒，养阴生津

鱼腥草 + 杏仁　→　清热润肺，改善脾胃功能

温馨提示

用鱼腥草与其他寒凉性药物同时使用时，要注意减少剂量，以保护脾胃。

降"三高"药膳

绿豆鱼腥草昆布汤

原料：绿豆30克，昆布（海带）20克，鱼腥草15克，代糖适量。

做法：

　　1.绿豆、昆布和鱼腥草分别洗净。

　　2.将绿豆、昆布和鱼腥草一同放入锅中，加入适量清水煮汤，煮至熟后，加入代糖调味即可。

功效：抗菌消炎，平肝降压，降脂减肥，糖尿病患者适量食用有助于缓解皮肤病变。

莱菔子

帮助"三高"患者改善便秘问题

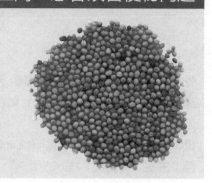

性平，味辛、甘，入肺、脾、胃经

适宜人群： 一般人群均可服用，尤其适合消化不良、久咳者

推荐用量： 每天6~10克

降"三高"关键词： 挥发油、脂肪油

    莱菔子可煮粥食用，具有消食除胀的功效，也可以作为辅料煮汤食用，可以增进食欲、消食化痰。"三高"患者常用便秘的困扰，而莱菔子中的挥发油和脂肪油，可促进胃肠蠕动，预防和缓解便秘，同时还能促进胆固醇排泄，对降低人体胆固醇水平、控制血脂血压有益。研究还发现，莱菔子水提取物可降低血管阻力，有明显的降压作用。另外，莱菔子水提取物还有抗菌消炎的作用，可帮助糖尿病患者促进伤口愈合。

这样吃降"三高"

莱菔子 + 豆芽 → 消食化积、降气化痰，适用于痰多、积食不化的高血脂患者

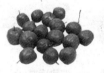

莱菔子 + 山楂 → 消食化积、活血散瘀、补益脾胃，适合脾胃运化失常所致的"三高"症

温馨提示

莱菔子能耗气，气虚血弱者禁用，无食积、痰滞者不宜用。

降"三高"药膳

山楂莱菔茶

原料： 焦山楂、莱菔子各10克，橘皮15克。

做法：

    1. 将橘皮、焦山楂和莱菔子一同研磨成粗末。

    2. 将研好的药末放入杯中，加入适量沸水冲泡，代茶饮用。每日1剂，2岁以下小儿药量减半。

功效： 健脾开胃、化食理气，适用于有便秘、消化不良、腹胀等症状的"三高"患者。

白茅根

降低血糖、血脂，增强免疫力

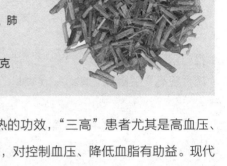

性寒，味甘，归肺、胃、膀胱经

适宜人群： 一般人群均可食用，尤其适合湿热黄疸、肺热咳嗽者

推荐用量： 干品每天15~30克，鲜品可增加至30~60克

降"三高"关键词： 钾

　　白茅根可药可食，具有清热利湿、清肺胃热的功效，"三高"患者尤其是高血压、高血脂患者适量服用，可促进钠盐和胆固醇代谢，对控制血压、降低血脂有助益。现代药理研究发现，白茅根中含有丰富的钾元素，可促进人体内肾上腺激素的分泌以及钠盐代谢，起到防治高血压的作用。白茅根还有清理血液中胆固醇和甘油三酯的作用，高血脂患者适当用白茅根煮水喝，有助于保护心血管，降低血脂水平。

这样吃降"三高"

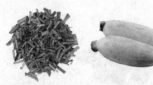

白茅根 + 莲藕 → 清热凉血，止渴降糖，平稳血压

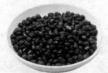

白茅根 + 红豆 → 利尿降压、健脾除湿，适合痰湿瘀滞者

温馨提示

白茅根性寒，孕妇、月经期妇女、脾胃虚寒者、腹泻便溏者慎用。

降"三高"药膳

双根瘦肉汤

原料： 葛根30克，茅根15克，猪瘦肉125克，生姜适量。

做法：

　　1. 将葛根、茅根分别去杂，洗净；猪瘦肉洗净，切片；生姜洗净，切片。

　　2. 锅中加入750毫升清水，放入葛根、茅根、瘦猪肉片和生姜片，大火煮沸后，改用小火煮至剩余250毫升水量即可。

食用注意： 寒湿颈痛、肝肾不足、胃寒者不宜食用。

功效： 此汤有生津止渴、止血凉血、清热利尿的功效，适合阴虚燥热型糖尿病患者食用。

葛根

对抗"三高"，预防并发症

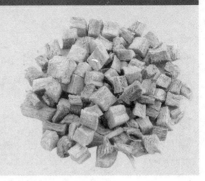

性凉，味甘、辛，归脾、胃经

适宜人群： 一般人群均可食用

推荐用量： 每天10~20克

降"三高"关键词： 黄酮类化合物

葛根不仅可以用来煲汤，还有很高的药用价值，其有解肌退热、生津止渴、透发麻疹、升阳止泻的功效，可帮助糖尿病患者清肺胃热、滋阴润燥，还能改善因血压升高、血糖波动引起的头晕头痛。现代药理研究证明，葛根主要含大豆苷、葛根素等多种黄酮类化合物，这些成分对糖尿病有独特的效果。另外，葛根还能扩张冠脉血管和脑血管，增加冠脉血流量和脑血流量，防治冠心病、高血压等症。

这样吃降"三高"

   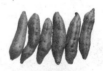

葛根 + 母鸡 → 营养丰富，能调理身体虚弱、营养不良等症

葛根 + 红薯 → 补虚乏，益气力，健脾胃，强肾阴

温馨提示

低血压者、胃寒者慎用；葛根可发表解汗，表虚多汗者不宜用。

降"三高"药膳

葛根绿豆菊花粥

原料： 大米100克，绿豆60克，葛根粉15克，菊花10克。

做法：

1. 将菊花装入纱布袋，扎口，放入锅内加水煮汁，去花留汁。
2. 将绿豆洗净，用水浸泡30分钟，放入锅内，加入适量水煮沸，转小火熬煮至绿豆开花。
3. 加入大米煮沸，再加入菊花汁，煮至大米熟烂。
4. 葛根粉加水调至糊状，倒入锅内，稍煮即可食用。

食用注意： 女性经期、孕妇及脾胃虚弱者不宜服用葛根。

功效： 这道粥具有发表、清热除烦、生津止渴、透疹止泻、降血压的功效，尤其适合高血压、冠心病、中老年性糖尿病患者食用。

玉竹 含有多种降脂降糖成分

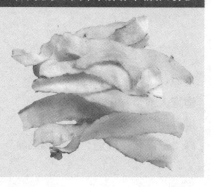

性平，味甘，归心、肾、肺经

适宜人群： 一般人群均可食用，尤其适宜体虚、阴虚燥热、食欲缺乏、肥胖者

推荐用量： 每天10~15克

降"三高"关键词： 抗氧化成分、强心苷、生物碱、黏液多糖

　　玉竹可用来泡水饮用，也可煲汤，其具有养阴润燥、除烦止渴等功效，可用于治疗肺胃阴虚燥热之证、消渴及阴虚外感所致的发热咳嗽、咽痛口渴等。研究发现，玉竹中的抗氧化成分，可调节人体免疫力，对于糖尿病患者，尤其是中老年2型糖尿病患者来说，经常适量服食玉竹配制的药茶、药膳，不仅可有效地控制症状，还可以降低血糖。另外，玉竹中含有的强心苷、生物碱、黏液多糖等，可改善心肌缺氧，还能降血脂、预防动脉粥样硬化。

这样吃降"三高"

玉竹 + 百合 → 滋阴润肺、生津止渴，适合消渴症

 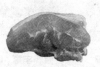

玉竹 + 猪瘦肉 → 清热滋阴，改善咽干口渴、内热消渴

温馨提示

玉竹可使肾上腺皮质激素升高，继而使血压升高，因而高血压患者不宜食用玉竹。

降"三高"药膳

玉竹桔梗苦瓜

原料：苦瓜200克，玉竹10克，桔梗6克，花生粉、芥末、酱油 各适量。

做法：

1. 苦瓜洗净，去子后切成薄片，冰水浸泡，冷藏10分钟，捞出沥干。
2. 玉竹、桔梗洗净后打成粉末。
3. 将花生粉、酱油、芥末拌匀，淋在苦瓜上即可。

功效：清肺润燥，止咳化痰，生津止渴。

茯苓

祛湿健脾降"三高"

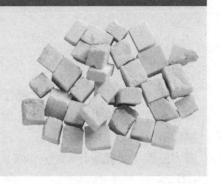

性平，味甘、淡，归心、脾、肾经
适宜人群：一般人群均可食用
推荐用量：每天10~15克
降"三高"关键词：茯苓聚糖、胆碱、卵磷脂

茯苓自古被誉为"四时神药"，它不仅可研成粉末，冲泡做茶饮，也可以用来做面食、糕点食用，其有利水渗湿、健脾补中、宁心安神等作用。现代药理研究发现，茯苓中的茯苓聚糖、胆碱、卵磷脂等成分可调节胃肠、肝功能，适用于轻度、中度高血压伴有高血脂、食欲缺乏、水肿、小便不利、心悸、眩晕等症患者。茯苓还有减肥降糖的作用，糖尿病患者可用茯苓与主食、蔬菜搭配，有助于控糖。

这样吃降"三高"

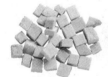

茯苓 + 乌鸡 → 利水健脾，补肾养肝，适合脾虚体弱的"三高"患者

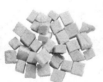

茯苓 + 芡实 → 益气健脾，养精除烦，适合肝肾阴虚的"三高"患者

温馨提示

阴虚无湿热、虚寒精滑者慎用；低血糖、低血压者不宜长期食用。

降"三高"药膳

生姜茯苓粥

原料：粳米100克，白茯苓10克，生姜10克，盐适量。

做法：

1. 把茯苓和生姜洗净、捣碎，加入适量清水，浸泡半小时。

2. 将茯苓、生姜和浸泡的水一同放入锅中，煎取药汁。

3. 将药汁与大米一同放入锅中，加入适量清水熬煮成粥，快熟时加入少许盐搅匀即可。

功效：益气健脾，利水渗湿，消解疲劳。

决明子

润肠通便，降脂明目

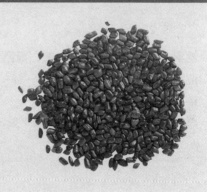

性微寒，味甘、苦，归肝、大肠经

适宜人群： 一般人群均可食用，尤其适合肝阳上亢者

推荐用量： 每天10~15克

降"三高"关键词： 大黄酚、决明子素、决明甙、甾醇糖类

决明子是最常用的中药之一，人们常用决明子泡茶喝或做药枕，其具有清肝明目、平抑肝阳、润肠通便等功效，可用于肝阳上亢引起的头痛眩晕、目赤肿痛、肠燥便秘等。现代药理学研究证实，决明子中含有的大黄酚、决明子素、决明甙、甾醇糖类等成分，在降血压、降血脂和通便方面有明显的作用。此外，决明子还有增强免疫力、促进胃液分泌等作用。

这样吃降"三高"

决明子＋菊花 → 疏风散热，清肝明目，降压通便

决明子＋绿茶 → 清热平肝，降压降脂

温馨提示

决明子药性寒凉，有泄泻和降血压的作用，不适合脾胃虚寒、脾虚泄泻及低血压患者服用。

降"三高"药膳

海带决明子汤

原料： 决明子15克，海带30克。

做法：

水煎决明子与海带，滤药除渣，吃海带饮汤，每日1次，1个月为1疗程，一般服用1~3疗程。

功效： 降血压、降血脂，抑制胆固醇含量升高和动脉粥样硬化斑块形成。

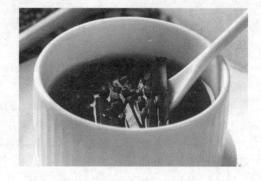

菊花决明子粥

原料：粳米50克，菊花10克，决明子10克，冰糖适量。

做法：

1. 将决明子炒至香气溢出，冷却后和菊花一同放入砂锅中，加入适量清水，煎取药汁；粳米洗净。

2. 将粳米和煎取的药汁一同放入砂锅中，煮至粥熟，放入冰糖，煮沸至冰糖溶化即可。

功效：清肝明目，降脂降压。

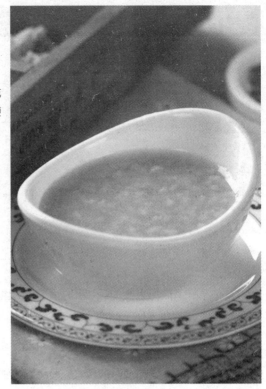

决明子茶

原料：决明子12克。

做法：

将决明子放入保温杯中，加入250毫升沸水，闷泡10~20分钟即可。直接饮用，每日1剂，可多次冲泡。

功效：清肝明目，解毒利湿，降压降脂。

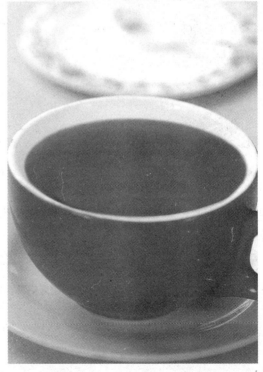

夏枯草

清肝明目降血压

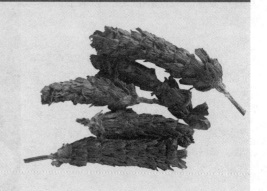

性寒，味辛、苦，归肝、胆经

适宜人群： 一般人群均可食用，尤其适合肝火上炎者

推荐用量： 每天10~15克

降"三高"关键词： 甾醇、黄酮类、香豆素、有机酸、挥发油

夏枯草是清热泻火类中药，平时可凉拌，也可与猪肉、鸭肉等做炒菜，能滋阴散结、清肝降火、明目，适用于消渴、烦热、咳嗽、营养不良、眩晕等。现代药理研究发现，夏枯草中的甾醇、黄酮类、香豆素、有机酸、挥发油等成分，有明显的降压、消肿的作用。有阴虚火旺、燥热烦渴症状，以及患有高血压并发症的糖尿病患者，平时也可在医生的指导下用夏枯草进行调理，既有助于控糖，还能滋阴清热、降低血压。

这样吃降"三高"

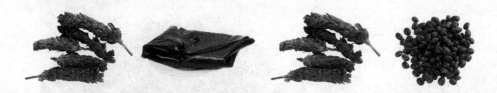

夏枯草 + 海带 → 清肝散结，适合肝火旺盛以及瘀滞者

夏枯草 + 黑豆 → 利水健脾，补肾养肝，降压止痛

温馨提示

脾胃虚弱、湿气重或患风湿的人应慎用夏枯草；体质虚寒者应少吃夏枯草。

降"三高"药膳

牡蛎夏枯草瘦肉汤

原料：猪瘦肉250克，牡蛎30克，夏枯草15克，红枣8颗，盐适量。

做法：

　　1. 将牡蛎洗净，打碎，装入纱布袋中；夏枯草去杂，洗净；红枣洗净；猪瘦肉洗净，切块。

　　2. 将猪瘦肉块、牡蛎、夏枯草和红枣一同放入锅中，加入适量清水，大火煮沸后改用小火再煮1小时，加入盐调味即可。

功效：清泄肝火，滋阴养血，滋补五脏。

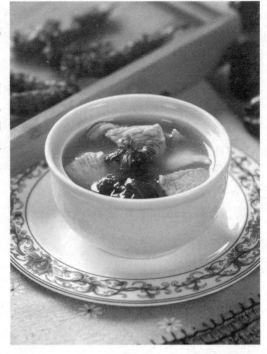

夏枯草茶

原料：夏枯草15克。

做法：

　　1. 将夏枯草去杂洗净，沥干水分。

　　2. 将夏枯草放入保温瓶中，加入适量沸水，闷泡15分钟即可。代茶饮，每日1剂。

功效：可清肝明目，治目赤肿痛，降血压、降血脂。

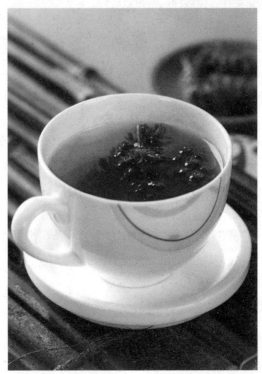

减压、降糖、降脂明星中药

黄芪 补气养血降血压

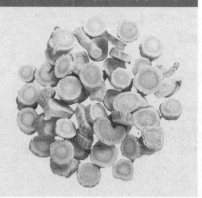

性微温，味甘，归脾、肺经

适宜人群： 一般人群均可食用，尤其适合气虚乏力者

推荐用量： 每天5 -15克，煎汤煮饭或粥时，可酌情加量

降"三高"关键词： 黄芪多糖、黄芪皂苷

　　黄芪是药膳中的"常客"，它有补气升阳、益卫固表、托毒生肌、利水消肿的功效，对糖尿病之气虚乏力、消瘦等有改善作用。现代研究发现，黄芪可通过增加糖原合成酶活性，进而增加胰岛素的敏感性，达到降血糖的作用。黄芪中的黄芪多糖、黄芪皂苷有保护血管、增强心脏功能的作用，对心脏病、高血压等心脑血管疾病有预防作用。另外，黄芪还含有多种抗菌有效成分，可帮助"三高"患者增强免疫力。

这样吃降"三高"

 　　　　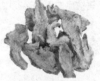

黄芪 + 乌鸡　→ 益气固表、补肝益肾，适合体虚、消瘦者　　　黄芪 + 当归　→ 补血益气，增强体质，提高免疫力

温馨提示
黄芪性温，面红目赤、口干口苦、心烦易怒、小便黄、大便秘结等上火者不宜服用黄芪。

黄芪红枣炖鲈鱼

原料： 鲈鱼1条，黄芪15克，红枣5~8枚，鲜香菇4朵，胡萝卜、盐、生姜、葱各适量。

做法：

1. 鲈鱼去杂，洗净；黄芪、红枣分别洗净；香菇、胡萝卜分别洗净，切好；生姜洗净，切丝葱洗净，切成葱花。

2. 将黄芪和红枣放入锅中，加入适量清水煮沸，放入香菇和胡萝卜，煮至汤再次滚开之后，放入鲈鱼，继续煮至汤浓鱼熟后，放入生姜丝、葱花和盐即可。

功效： 补气养血，促进伤口修复，还能稳定血糖。

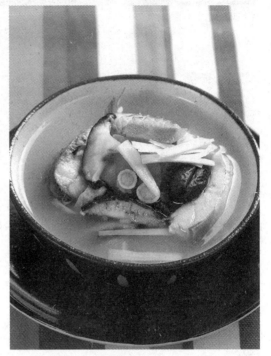

黄芪粥

原料： 粳米100克，黄芪15克。

做法：

1. 黄芪放入约300毫升清水中浸泡半小时，大火煮沸后再用中火煮半小时，捞出，取汁备用。

2. 药渣中加入300毫升清水，大火煮沸转中火再煮15分钟，取汁后往药渣中再加300毫升清水煮一次，再次取汁。

3. 把三次煮的药汁一起倒入锅中，加入粳米，熬煮成粥即可。

功效： 补气养血，降低血压，保护心脏，双向调节血糖。

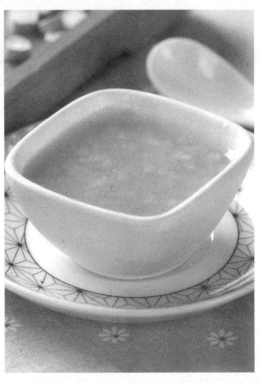

绞股蓝

保护血管，降糖降脂

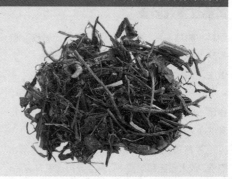

性寒，味苦，归肺、脾、肾经

适宜人群： 一般人群均可食用，适宜"三高"患者以及睡眠不好、亚健康人群等

推荐用量： 每天5~10克

降"三高"关键词： 绞股蓝皂苷

绞股蓝有补气养阴、清肺化痰、养心安神等功效，药理研究证明，绞股蓝有降低血脂、血糖的功效，对中老年2型糖尿病患者来说，经常服食绞股蓝制剂，如茶剂、粉剂、浸膏，以及与绞股蓝配伍制成的药膳，是极为有益的。现代药理研究发现，绞股蓝主要成分为绞股蓝皂苷，可使血小板聚集，防止动脉粥样硬化，提供给细胞充足养分，保证血流通畅，降低心脑血管发病率，可有效预防心血管并发症。

这样吃降"三高"

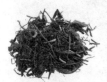 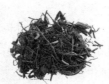

绞股蓝 + 枸杞子 → 养肝肾，抗氧化，调理脏腑功能，降低胆固醇

绞股蓝 + 绿茶 → 滋阴清热，清肝明目，降糖降脂

温馨提示

寒性体质、肠胃功能不佳者不宜服用绞股蓝。

降"三高"药膳

绞股蓝茶

原料： 绞股蓝3克，绿茶2克，枸杞子3克。

做法： 将绞股蓝、绿茶、枸杞子放入杯中，冲入300毫升热水，静置3~5分钟让其出味即可饮用，可连续冲泡4~5次。

功效： 具有抗老化、养肝清血、降低胆固醇等功效。

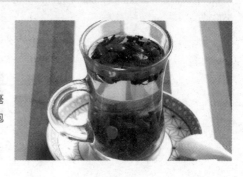

杜仲

含有多种降压降糖物质

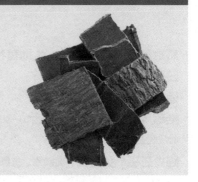

性温，味甘，入肝、肾经

适宜人群： 一般人群均可食用

推荐用量： 每天6~10克

降"三高"关键词： 丁香酯二葡萄糖苷、儿茶素、槲皮素、绿原酸、黄酮类化合物

杜仲自古被视为滋补强壮的上品，它有补肝肾的作用，常用于辅助治疗腰膝酸疼、足膝痿弱、小便余沥、高血压等症。现代药理研究证实，杜仲中含有的丁香酯二葡萄糖苷对血压有双向调节的作用；杜仲中的儿茶素、槲皮素、绿原酸和黄酮类化合物有加快糖代谢、降低血糖的作用。"三高"患者适当服用杜仲，有助于改善头昏眼花、腰膝酸软、尿频等症。

这样吃降"三高"

杜仲 + 牡蛎 → 滋补肝肾，改善高血压、糖尿病

杜仲 + 菊花 → 清肝明目，补肾降压

温馨提示

阴虚火旺以及热症人群慎服杜仲。

降"三高"药膳

杜仲乌龙茶

原料： 杜仲叶5克，乌龙茶5克。

做法： 将所有茶材放入壶中，注入250毫升沸水冲泡3~4分钟后即可饮用。每日1剂。直接代茶饮用，可反复冲泡，直至茶味变淡。

功效： 可促进脂肪的分解，预防肥胖，还能补益肝肾、增强体质。

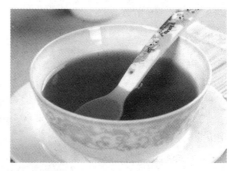

地黄　　　　生地黄补血强身，熟地黄降低血压

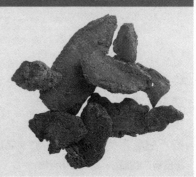

熟地黄性微温，味甘；生地黄性寒，味甘；归肝、肾经

适宜人群： 一般人群均可食用

推荐用量： 生地黄常用剂量为10~30克；具体用量需听从医生指导

降"三高"关键词： 地黄素、抗氧化性物质

　　地黄分生地黄和熟地黄，熟地黄有补血、滋阴的作用；生地黄具有清热凉血、养阴生津的功效。现代药理认为，生地黄降糖成分为地黄素，不仅对糖尿病患者有治疗作用，还能增强糖尿病患者机体的免疫力，特别是对免疫功能低下者作用更明显。生地黄含有的抗氧化性物质有保肝和强心作用。另外，生地黄提取液具有降压、镇静、抗炎、抗过敏的功效。

这样吃降"三高"

　　　　　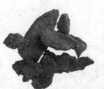　

熟地黄＋乌鸡　→　滋阴补血、益精填髓，可用于肝肾阴亏、血虚头昏等　　　生地黄＋枸杞子　→　滋补肝肾，清热滋阴，清肝明目，改善眩晕头痛

温馨提示

生地黄性寒而滞，脾虚湿滞、腹满便溏者不宜服用。

降"三高"药膳

生地黄粥

原料：鲜生地黄15克，粳米50克。

做法：

　　1.将鲜生地洗净捣烂，包入纱布中挤汁备用；粳米洗净。

　　2.将粳米放锅中，加入500毫升清水，煮成稠粥后，加入生地黄汁，小火煮沸即可食用。每日服用1~2次。

功效：此粥有清热凉血、养阴生津、消渴的功效，适合"三高"患者食用。

丹参

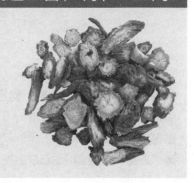

性微寒，味苦，入心、心包、肝经

适宜人群： 一般人群均可食用

推荐用量： 每天10~15克

降"三高"关键词： 丹参酮、隐丹参酮、维生素E

丹参具有养血安神的功效，是活血祛瘀、凉血消肿的传统药材之一，常用于治疗瘀血引起的头、胸、胁、腹疼痛。现代药理研究发现，丹参含有的丹参酮、隐丹参酮、维生素E等成分，可加强心肌收缩力，改善心脏功能，扩张冠脉，增加心肌血流量，扩张外周血管，起到降低血压的作用。另外，丹参还有一定的消炎抗菌、降低血糖的作用。

这样吃降"三高"

丹参 + 山楂 → 活血祛瘀，改善血压、血糖升高引起的头晕眼花、心悸等

丹参 + 绿茶 → 活血利尿，改善全身血液循环，有利于降脂减肥

温馨提示

丹参忌与葱、藜芦、牛奶同时食用。

降"三高"药膳

丹菊山楂茶

原料： 丹参、山楂各9克，菊花6克。

做法： 丹参、山楂切片。丹参、山楂和菊花同时放入保温杯中，冲入250毫升沸水，加盖闷20分钟即可。每日1剂，冲泡2次，代茶饮。

功效： 活血祛瘀、清肝明目，改善高血糖、高血压引起的头晕眼花、心悸心慌等不适。

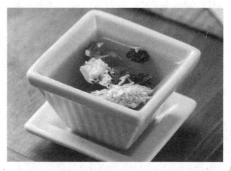

三七

降脂降糖，提高免疫力

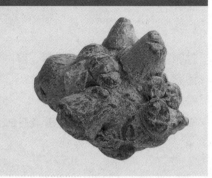

性温，味甘、微苦，入肝、胃经

适宜人群： 一般人群均可食用

推荐用量： 每天3~9克

降"三高"关键词： 三七总皂苷、矿物质

　　三七补血、止血，还能活血化瘀、消肿定痛，是伤科之要药，不仅对瘀血肿痛、跌打损伤等有改善作用，还可抑制血小板聚集，起到促进血液循环、改善心肌缺血、降低血压等作用。现代药理研究发现，三七中含有的三七总皂苷和多种矿物质有扩张血管、降低血管外周阻力、抑制血管运动中枢的作用。三七还能促进代谢，降低血中葡萄糖以及甘油三酯的含量，起到降糖降脂的作用。

这样吃降"三高"

三七 + 艾叶 → 理气血，祛寒湿，改善心肌缺血

三七 + 当归 + 芍药 → 活血化瘀，预防心血管疾病

温馨提示

气血亏虚所致的痛经、月经不调者，以及血虚、血热出血者不宜食用三七。

降"三高"药膳

三七首乌粥

原料： 粳米100克，制首乌12克，三七5克，大枣3颗，冰糖适量。

做法：

　　1. 将三七、制首乌分别洗净，放入砂锅中煎取浓汁，去渣；粳米洗净；大枣洗净。

　　2. 粳米放入砂锅中，倒入去渣的药汁，放入大枣、冰糖及适量清水，熬煮成粥即可。

食用注意： 孕妇忌食。

功效： 有益肾强心、补血活血、降血脂的功效。

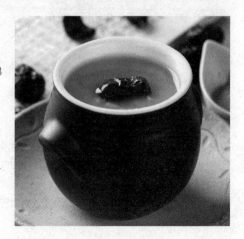

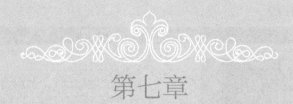

第七章

用好中医疗法，控制"三高"

对付"三高"，

除了健康饮食、加强运动、合理用药之外，

还可以利用简便的中医疗法，

刺激相应的经络穴位，

也能起到调理脏腑、促进气血运行、改善病症的作用。

本章将介绍一些有助于降低和控制"三高"的

按摩、刮痧、拔罐、艾灸方法，

"三高"患者可在医生的指导下，

根据自身的情况，

选择适合自己的疗法。

高血压

中医认为高血压是由情志抑郁、精神过度紧张或饮酒过度、嗜食肥甘厚味等引起的。刺激相应穴位可调理全身阳气，提高机体抗病能力，从而起到降低血压的作用。

● 按摩疗法

降压穴位

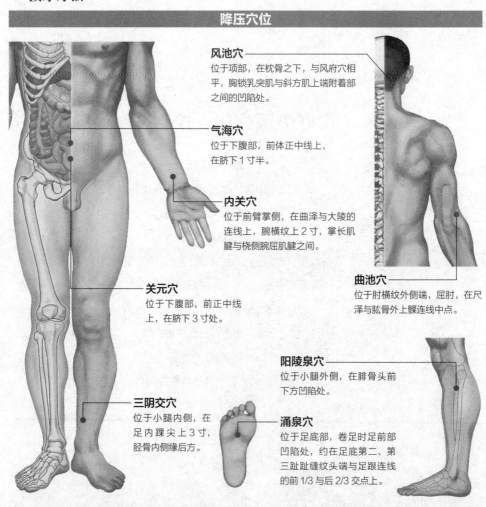

风池穴
位于项部，在枕骨之下，与风府穴相平，胸锁乳突肌与斜方肌上端附着部之间的凹陷处。

气海穴
位于下腹部，前体正中线上，在脐下1寸半。

内关穴
位于前臂掌侧，在曲泽与大陵的连线上，腕横纹上2寸，掌长肌腱与桡侧腕屈肌腱之间。

关元穴
位于下腹部，前正中线上，在脐下3寸处。

曲池穴
位于肘横纹外侧端，屈肘，在尺泽与肱骨外上髁连线中点。

阳陵泉穴
位于小腿外侧，在腓骨头前下方凹陷处。

三阴交穴
位于小腿内侧，在足内踝尖上3寸，胫骨内侧缘后方。

涌泉穴
位于足底部，卷足时足前部凹陷处，约在足底第二、第三趾趾缝纹头端与足跟连线的前1/3与后2/3交点上。

按摩方法

1. 用拇指和食指按压患者双侧的风池，按摩2分钟。

2. 用双手提拿患者的肩颈部肌肉，反复20次左右，至患者感到酸胀为宜。

3. 让患者保持仰卧位，将双手重叠，掌心放在患者的脐上方，顺时针方向按摩，每次2分钟。

4. 用双手拇指指腹按揉气海、关元、内关、曲池、三阴交、阳陵泉，每穴2分钟。

5. 用单手食指、中指、无名指并拢摩擦涌泉穴，直至患者脚心发热为宜。

● 刮痧疗法

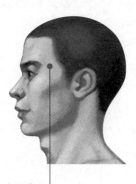

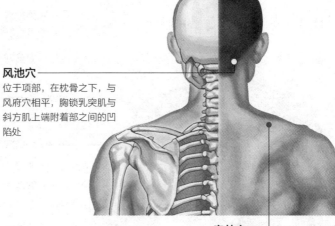

风池穴
位于项部，在枕骨之下，与风府穴相平，胸锁乳突肌与斜方肌上端附着部之间的凹陷处

太阳穴
位于耳郭前面，前额两侧，外眼角延长线的上方。在两眉梢后凹陷处。

肩井穴
位于肩上，前直乳中，在大椎穴与肩峰端连线的中点上。
曲池穴 位于肘横纹外侧端，屈肘，在尺泽与肱骨外上髁连线中点。

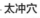

足三里穴
位于小腿前外侧，在犊鼻下 3 寸，距 胫骨前缘一横指。

三阴交穴
位于小腿内侧，在足内踝尖上 3 寸，胫骨内侧缘后方。

太冲穴
位于足背侧，第 1 跖骨间隙的后方凹陷处。

刮痧方法

1. 先用平泻法刮拭风池、肩井、头后部。

2. 刮肩部、脊柱及背部两侧膀胱经，用平泻法。

3. 按顺序刮拭曲池、上肢背侧、足三里、三阴交，每个穴位都要刮至出现痧痕为止，也用平泻法。

4. 点揉太阳、太冲两穴，每穴点揉 3~5 分钟。

● **拔罐疗法**

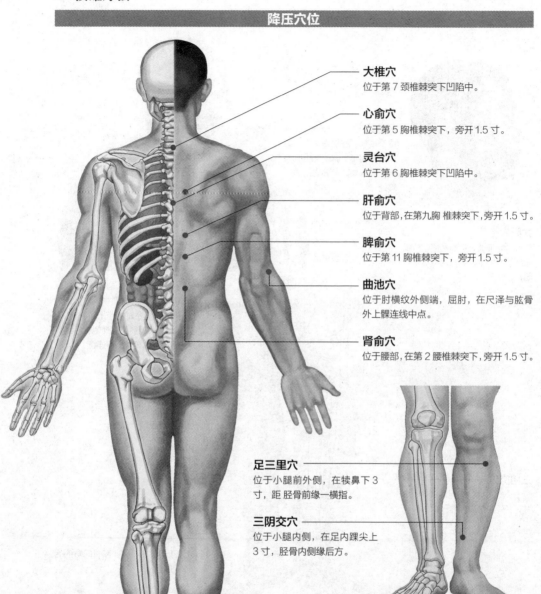

大椎穴
位于第 7 颈椎棘突下凹陷中。

心俞穴
位于第 5 胸椎棘突下，旁开 1.5 寸。

灵台穴
位于第 6 胸椎棘突下凹陷中。

肝俞穴
位于背部，在第九胸 椎棘突下，旁开 1.5 寸。

脾俞穴
位于第 11 胸椎棘突下，旁开 1.5 寸。

曲池穴
位于肘横纹外侧端，屈肘，在尺泽与肱骨外上髁连线中点。

肾俞穴
位于腰部，在第 2 腰椎棘突下，旁开 1.5 寸。

足三里穴
位于小腿前外侧，在犊鼻下 3 寸，距 胫骨前缘一横指。

三阴交穴
位于小腿内侧，在足内踝尖上 3 寸，胫骨内侧缘后方。

拔罐方法

1. 先用常规方法对大椎、肝俞、心俞、灵台、脾俞、肾俞进行消毒。

2. 用三棱针点刺或用皮肤针扣刺各穴。

3. 用闪火法将罐具吸拔在扣刺的穴位上，留罐 10~15 分钟。

4. 在患者背部涂抹润滑剂，沿第 7 颈椎至骶尾部督脉、背部脊柱两侧膀胱经内侧循行线走罐，至皮肤紫红。

5. 在曲池、足三里、三阴交拔罐，留罐 10~15 分钟。

● 艾灸疗法

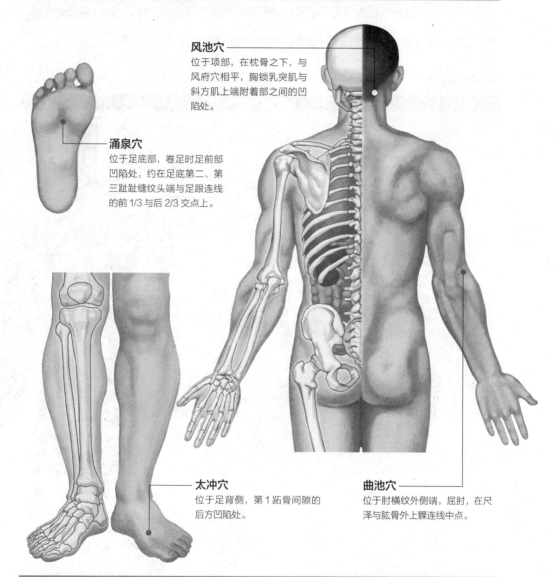

风池穴
位于项部，在枕骨之下，与风府穴相平，胸锁乳突肌与斜方肌上端附着部之间的凹陷处。

涌泉穴
位于足底部，卷足时足前部凹陷处，约在足底第二、第三趾缝纹头端与足跟连线的前 1/3 与后 2/3 交点上。

太冲穴
位于足背侧，第 1 跖骨间隙的后方凹陷处。

曲池穴
位于肘横纹外侧端，屈肘，在尺泽与肱骨外上髁连线中点。

艾灸方法

选择风池穴、曲池穴、太冲穴、涌泉穴进行施灸。先灸头部的穴位再灸四肢穴位。具体方法为：点燃艾条的一端，对准穴位皮肤，与皮肤之间的距离保持 2~3 厘米，以皮肤温热但无灼痛感为宜。每穴灸 10 分钟，以皮肤出现红晕为度。每天灸 1 次。灸时注意精力要集中，以免艾灰掉落烫伤皮肤。同时，每灸一个穴位前要让患者选择舒适的体位，以免体位不舒服难以长时间保持。

注意： 眼球、大血管处、心脏部位、男女乳头、阴部、睾丸处、孕期女性的下腹部、腰骶部等部位，忌灸。另外，艾灸后 30 分钟内不能洗冷水澡，20~30 分钟后可以用 37℃ 左右的温水洗澡。

高血糖

中医认为，糖尿病是由气阴两虚及血脉阻滞引起的，经常刺激相关穴位，能疏通经络、调节阴阳调补气血、滋阴泄热，可达到治疗糖尿病的效果。

● 按摩疗法

降糖穴位

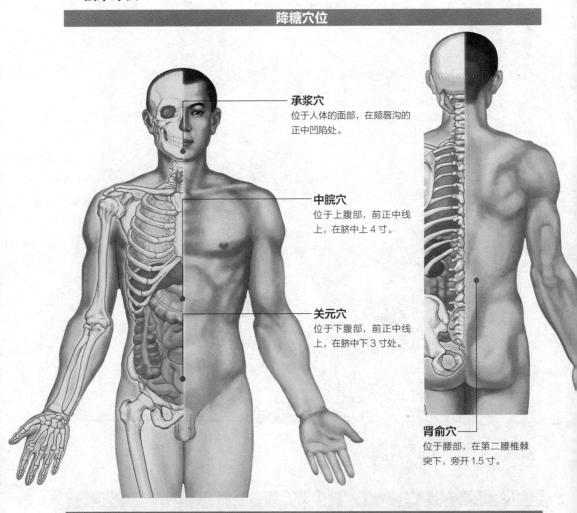

承浆穴
位于人体的面部，在颏唇沟的正中凹陷处。

中脘穴
位于上腹部，前正中线上，在脐中上4寸。

关元穴
位于下腹部，前正中线上，在脐中下3寸处。

肾俞穴
位于腰部，在第二腰椎棘突下，旁开1.5寸。

按摩方法

1. 手掌搓热，放在腰部的肾俞穴上，按揉100下左右，力度要大，感觉肌肤温热为宜。每日1次。

2. 用中指的指端按顺时针和逆时针方向各用力按摩承浆穴30下，按下时呼气，抬起时吸气，如此缓慢进行10个回合，每天3~5次。

3. 用手掌按顺时针、逆时针各摩擦肚子3分钟，再用双手手掌从侧腰向肚脐中间推揉2分钟，然后用小指按关元穴，拇指按中脘穴，每个穴位轻轻按压30下，每天做2~3次。

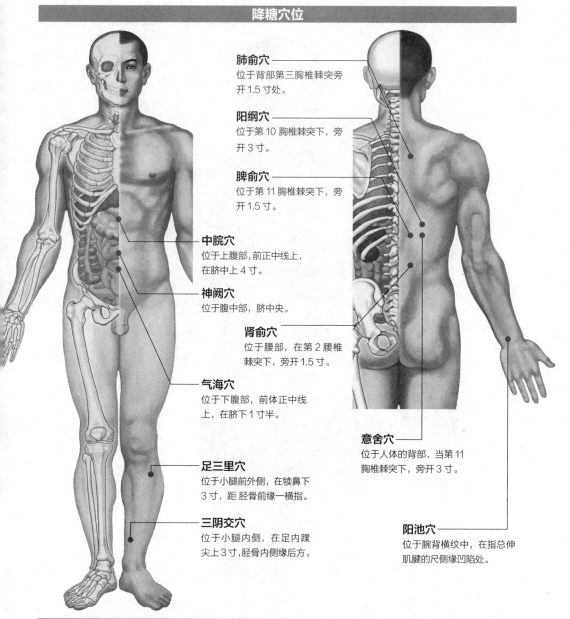

降糖穴位

肺俞穴
位于背部第三胸椎棘突旁
开1.5寸处。

阳纲穴
位于第10胸椎棘突下，旁
开3寸。

脾俞穴
位于第11胸椎棘突下，旁
开1.5寸。

中脘穴
位于上腹部，前正中线上，
在脐中上4寸。

神阙穴
位于腹中部，脐中央。

肾俞穴
位于腰部，在第2腰椎
棘突下，旁开1.5寸。

气海穴
位于下腹部，前体正中线
上，在脐下1寸半。

意舍穴
位于人体的背部，当第11
胸椎棘突下，旁开3寸。

足三里穴
位于小腿前外侧，在犊鼻下
3寸，距胫骨前缘一横指。

三阴交穴
位于小腿内侧，在足内踝
尖上3寸，胫骨内侧缘后方。

阳池穴
位于腕背横纹中，在指总伸
肌腱的尺侧缘凹陷处。

刮痧方法

1. 以面刮法从上向下刮拭背部双侧肺俞、脾俞至
肾俞段、阳纲至意舍段。

2. 腹部以神阙为界，分上下两段用面刮法从上向
下刮拭腹部中脘至气海。

3. 用平面按揉法按揉腕部阳池。

4. 以面刮法刮拭足三里、三阴交。

● **拔罐疗法**

胃俞穴
位于脊柱区，第12 胸椎
棘突下，后正中线旁开
1.5 寸。

肺俞穴
位于背部第三胸椎
棘突旁开1.5 寸处。

大肠俞穴
位于腰部，当第 4 腰椎棘
突下，旁开1.5 寸。

肾俞穴
位于腰部，在第 2
腰椎棘突下，旁开
1.5 寸。

阳池穴
位于腕背横纹中，当指总伸肌腱的尺
侧缘凹陷处。

拔罐方法

让患者取俯卧位以暴露出背部。每次选择上述穴位
中的 2~3 个穴位，采用闪火法将罐分别吸拔在穴

位上，留罐 15~20 分钟，每日1 次，10 次为 1 个
疗程。

降糖穴位

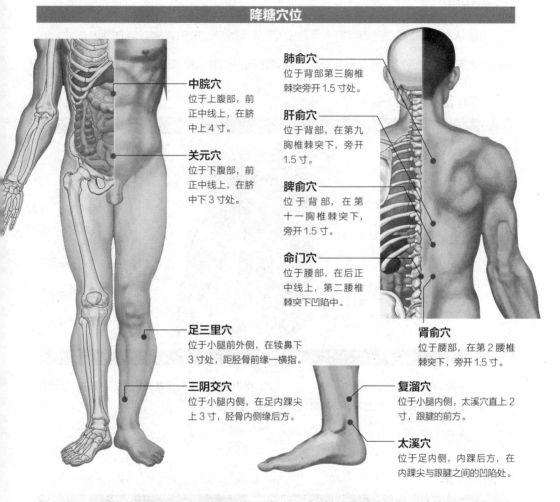

中脘穴
位于上腹部，前正中线上，在脐中上4寸。

关元穴
位于下腹部，前正中线上，在脐中下3寸处。

肺俞穴
位于背部第三胸椎棘突旁开1.5寸处。

肝俞穴
位于背部，在第九胸椎棘突下，旁开1.5寸。

脾俞穴
位于背部，在第十一胸椎棘突下，旁开1.5寸。

命门穴
位于腰部，在后正中线上，第二腰椎棘突下凹陷中。

肾俞穴
位于腰部，在第2腰椎棘突下，旁开1.5寸。

足三里穴
位于小腿前外侧，在犊鼻下3寸处，距胫骨前缘一横指。

三阴交穴
位于小腿内侧，在足内踝尖上3寸，胫骨内侧缘后方。

复溜穴
位于小腿内侧，太溪穴直上2寸，跟腱的前方。

太溪穴
位于足内侧，内踝后方，在内踝尖与跟腱之间的凹陷处。

艾灸方法

方法一：无瘢痕灸

1. 选择肺俞、肝俞、脾俞、肾俞、三阴交、太溪、足三里等穴位施灸。让患者取舒适体位，先灸背部的穴位，再灸四肢的穴位。为防止艾炷脱落，施灸前先在穴位皮肤上涂上一层凡士林，以增加黏附作用，防止直接灸时艾炷从皮肤上脱落。

2. 把麦粒大的小艾炷放置在皮肤上，用火柴点燃，当艾炷烧近皮肤，患者感到皮肤发烫或有轻微灼痛感时，用镊子夹去艾炷，再继续施第二壮。每穴灸3~5壮。施灸后，穴位周围会出现一片红晕，若1~2小时后起泡不可挑，3~5日内会自行结痂脱落。这样的治疗隔日1次，1次为一个疗程，连续灸5~6个疗程。

方法二：艾条温和灸

选择肺俞、脾俞、肾俞、命门、关元、中脘、足三里、三阴交、复溜、太溪等穴位施灸。施灸的顺序是先灸背部穴位再灸胸部穴位，然后灸四肢穴位。自己灸不到的穴位可让旁人代替。选择舒适的体位，点燃艾条的一端，对准穴位皮肤，与皮肤的距离保持3~5厘米，以患者感觉舒适而无灼痛感为宜。每个穴位灸5~10分钟，以局部皮肤出现红晕为度。这样的治疗每日1次，10次为一个疗程。

高血脂

中医认为，高脂血症多由饮食不节等引发的肝肾阳虚、脾失健运、痰浊瘀滞经络所致。刺激特定的穴位可通经活络、滋补肝肾、健脾化痰，能增强血液循环、降低血脂。

● 按摩疗法

降脂穴位

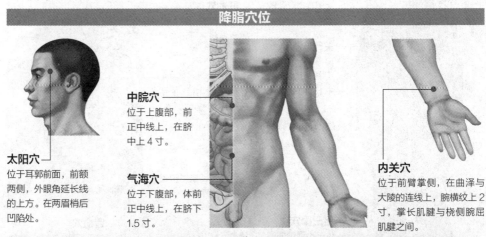

中脘穴 ——
位于上腹部，前正中线上，在脐中上4寸。

太阳穴 ——
位于耳郭前面，前额两侧，外眼角延长线的上方。在两眉梢后凹陷处。

气海穴 ——
位于下腹部，体前正中线上，在脐下1.5寸。

内关穴 ——
位于前臂掌侧，在曲泽与大陵的连线上，腕横纹上2寸，掌长肌腱与桡侧腕屈肌腱之间。

按摩方法

1. 用双手拇指指腹按揉太阳穴，每次1分钟，

2. 用拇指指腹按压中脘穴、气海穴，每次每穴2分钟。

3. 用拇指和其余四指拿捏内关穴，每次2分钟，用力要稍重。

● 刮痧疗法

降脂穴位

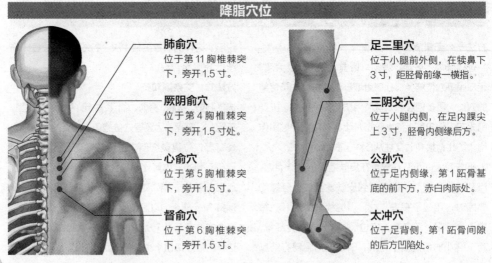

肺俞穴
位于第11胸椎棘突下，旁开1.5寸。

厥阴俞穴
位于第4胸椎棘突下，旁开1.5寸处。

心俞穴
位于第5胸椎棘突下，旁开1.5寸。

督俞穴
位于第6胸椎棘突下，旁开1.5寸。

足三里穴
位于小腿前外侧，在犊鼻下3寸，距胫骨前缘一横指。

三阴交穴
位于小腿内侧，在足内踝尖上3寸，胫骨内侧缘后方。

公孙穴
位于足内侧缘，第1跖骨基底的前下方，赤白肉际处。

太冲穴
位于足背侧，第1跖骨间隙的后方凹陷处。

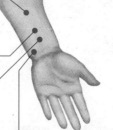

郄门穴
位于前臂掌侧，在曲泽与大陵的连线上，腕横纹上5寸。

间使穴
位于前臂掌侧，在曲泽与大陵的连线上，腕横纹上3寸，掌长肌腱与桡侧腕屈肌腱之间。

内关穴
位于前臂掌侧，在曲泽与大陵的连线上，腕横纹上2寸，掌长肌腱与桡侧腕屈肌腱之间。

通里穴
位于前臂掌侧，在尺侧腕屈肌腱的桡侧缘，腕横纹上1寸，尺侧腕屈肌与指浅屈肌之间。

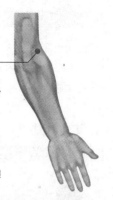

曲池穴
位于肘横纹外侧端，屈肘，在尺泽与肱骨外上髁连线中点。

刮痧方法

1. 刮拭背部肺俞、心俞、督俞、厥阴俞，用泻法。

2. 刮拭郄门、间使、内关、通里、曲池。

3. 刮拭足三里、三阴交、太冲、公孙，用中等手法，刮至出现痧痕为度。

● 拔罐疗法

降脂穴位

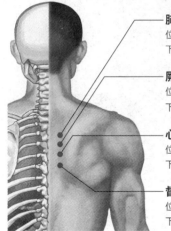

肺俞穴
位于第11胸椎棘突下，旁开1.5寸。

厥阴俞穴
位于第4胸椎棘突下，旁开1.5寸处。

心俞穴
位于第5胸椎棘突下，旁开1.5寸。

督俞穴
位于第6胸椎棘突下，旁开1.5寸。

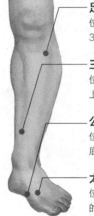

足三里穴
位于小腿前外侧，在犊鼻下3寸，距胫骨前缘一横指。

三阴交穴
位于小腿内侧，在足内踝尖上3寸，胫骨内侧缘后方。

公孙穴
位于足内侧缘，第1跖骨基底的前下方，赤白肉际处。

太冲穴
位于足背侧，第1跖骨间隙的后方凹陷处。

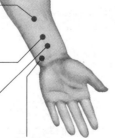

郄门穴
位于前臂掌侧，在曲泽与大陵的连线上，腕横纹上5寸。

间使穴
位于前臂掌侧，在曲泽与大陵的连线上，腕横纹上3寸，掌长肌腱与桡侧腕屈肌腱之间。

内关穴
位于前臂掌侧，在曲泽与大陵的连线上，腕横纹上2寸，掌长肌腱与桡侧腕屈肌腱之间。

通里穴
位于前臂掌侧，在尺侧腕屈肌腱的桡侧缘，腕横纹上1寸，尺侧腕屈肌与指浅屈肌之间。

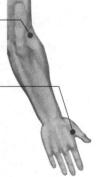

曲池穴
位于肘横纹外侧端，屈肘，在尺泽与肱骨外上髁连线中点。

合谷穴
位于手背，第1、2掌骨间，第二掌骨桡侧的中点处。

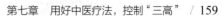

1. 用常规消毒法对肺俞、厥阴俞、心俞、督俞、曲池、合谷、郄门、间使、内关、通里、足三里、三阴交、公孙、太冲消毒。

2. 在消毒过的穴位上用单纯火罐法拔罐，留罐 10 分钟，每日 1 次。

● 艾灸疗法

降脂穴位

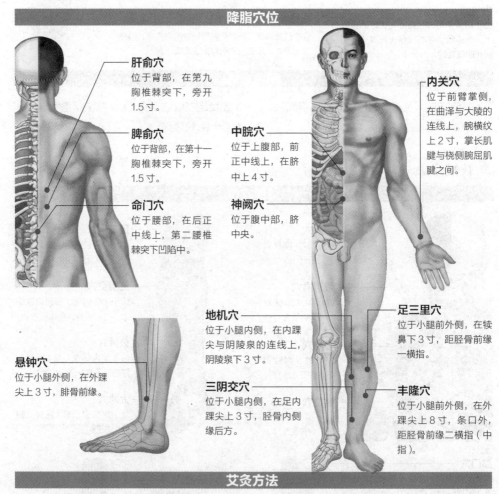

肝俞穴
位于背部，在第九胸椎棘突下，旁开 1.5 寸。

脾俞穴
位于背部，在第十一胸椎棘突下，旁开 1.5 寸。

命门穴
位于腰部，在后正中线上，第二腰椎棘突下凹陷中。

中脘穴
位于上腹部，前正中线上，在脐中上 4 寸。

神阙穴
位于腹中部，脐中央。

内关穴
位于前臂掌侧，在曲泽与大陵的连线上，腕横纹上 2 寸，掌长肌腱与桡侧腕屈肌腱之间。

地机穴
位于小腿内侧，在内踝尖与阴陵泉的连线上，阴陵泉下 3 寸。

悬钟穴
位于小腿外侧，在外踝尖上 3 寸，腓骨前缘。

三阴交穴
位于小腿内侧，在足内踝尖上 3 寸，胫骨内侧缘后方。

足三里穴
位于小腿前外侧，在犊鼻下 3 寸，距胫骨前缘一横指。

丰隆穴
位于小腿前外侧，在外踝尖上 8 寸，条口外，距胫骨前缘二横指（中指）。

艾灸方法

1. 用艾条温和灸神阙穴、足三里穴、脾俞穴、肝俞穴、悬钟穴、三阴交穴、地机穴、丰隆穴、肝俞穴、内关穴。让患者取合适体位，施灸者手执点燃的艾条在距皮肤 3~5 厘米的高度施灸。神阙穴灸 10~20 分钟，足三里穴灸 3~5 分钟，脾俞穴灸 10~15 分钟，悬钟穴、三阴交穴、地机穴、丰隆穴、肝俞穴每穴灸 5~15 分钟。灸至皮肤出现红晕为度，每日 1 次。

2. 回旋灸中脘穴、命门穴。让患者取合适的体位，将艾条点燃对准施灸部位，距离皮肤约 3 厘米，左右方向平行往复或反复旋转施灸。中脘穴每日灸 2~3 次，每次 10~20 分钟，命门穴每周灸 1~2 次，每次 10~15 分钟。

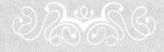

第八章

居家调养，改善"三高"合并症、并发症

"三高"并不是各自为政、互不干涉的，

相反，

"三高"关系密切，

是会相互影响、相互作用的。

它们常常会相伴相生，

加大了对人体的危害程度。

因此，

我们要了解出现"三高"及合并症、并发症时该如何应对，

合理调整调养方案，积极防治，

提高机体免疫力，

尽可能低减少它们对身体的伤害。

高血压合并糖尿病

高血压和糖尿病就像一根藤上结出的两个苦瓜，难兄难弟不分家，相互影响，而且共同对心、肾、眼、脑等重要器官造成损伤。因此，高血压患者平时不仅要控制血压，还要兼顾血糖稳定。

● 控制饮食，降压降糖同时进行

高血压一旦与糖尿病"联手"，就会增加发生心、脑、肾血管病变的危险性，因而饮食上更需要多加注意。

控制热量摄入，维持标准体重

高血压合并糖尿病患者应根据自身病情、体力活动和年龄等实际情况，确定每天应摄取的总热量以及各类食物的摄入量，以将体重控制在合理范围。

限制三大营养素的摄入

◎限制碳水化合物的摄入量：每日摄入碳水化合物占总热量的50%~60%，主食多选用不易升糖的全谷类和粗粮等食物，如全麦粉、荞麦面、燕麦、玉米等。

◎限制蛋白质摄入量：优质动物蛋白应占蛋白质总量的50%左右，包括瘦肉、脱脂乳制品等。

◎限制脂肪的摄入量：不吃肥肉、肥禽和脂肪含量高的食物，食用油最好选择植物油。

增加膳食纤维摄入量

多吃富含膳食纤维的食物，如谷物、麦片、豆类中含大量可溶性膳食纤维。每日蔬菜的摄入量不能少于500克。蔬菜中芹菜、芦笋、莴笋、韭菜、竹笋、萝卜、荠菜等富含膳食纤维，又富含各类维生素与矿物质，非常适合高血压合并糖尿病的患者。

限制钾的摄入量

对于单纯高血压患者来说，高钾、低钠的饮食结构有助于降低血压，但摄入过多的钾，会使糖尿病患者出现眩晕、昏迷等症状。所以，高血压合并糖尿病患者，要注意控制钾的摄入量。

选择低糖水果

宜选择草莓、柚子、橘子、苹果等，也可用番茄、黄瓜替代水果。为了避免餐后血糖增高，一般不建议正餐前后吃水果。通常可在两餐之间或睡前1小时食用，也可选在饥饿时或体力活动之后。

饮食应清淡、少盐、少糖

每日食盐摄入量不应超过 3 克，不要吃用盐腌渍过的食物如腊肉、香肠、酱菜等。高血压合并糖尿病患者的饮食还要注意限糖，含糖高的食物被机体吸收后易导致血糖不稳定，增加胰岛负担，从而加重病情，因此不要吃糖果、食糖、蜂蜜以及含糖饮料，如可乐、汽水、果汁等。

少食多餐

每日至少三餐，并应定时定量。餐后血糖较高者，可在总热量不变的前提下视情况分成四餐或五餐，同时还应防止出现低血糖。

● 调治糖尿病，也要兼顾高血压

有的患者认为降糖比降压更重要，于是将治疗和调养的重点放在降糖上，而忽视了血压的控制。殊不知只注重降糖而忽视降压，会引发严重的并发症。对于高血压合并糖尿病患者来说，降压和降糖同样重要。

遵医嘱联合用药

有研究表明，糖尿病患者合并高血压 5 年后，往往需要联合应用两种甚至三种降压药物才能有效控制血压，所以在早期发现高血压时，要及时干预。另外，高血压合并糖尿病患者应在医生的指导下，正确服用降糖药和降压药，联合用药，同时治疗两种病症，以免厚此薄彼而引发或加重并发症，造成严重的后果。

每周要监测血压和血糖

高血压合并糖尿病患者及家人需要熟练掌握血压和血糖的检测方法，还要定期做尿常规、血脂四项、糖化血红蛋白、眼底及其他常规检查，密切观察病情，以便及时调整治疗方案。

注意了解自身病情

高血压病程先于糖尿病患者，更要注意心脏受累情况，需做心电图、超声心动图等检查做明确诊断。糖尿病病程先于高血压患者，尤其是已有 5 年以上糖尿病病史或血糖水平较高及妊娠期糖尿病患者，应注意自身的血压浮动情况和规律，了解血糖波动对血压的影响。如果发生心血管疾病，须在医生的指导下同时进行治疗。另外，还要定期做眼底、肾功能及尿液检查，了解自身的血管硬化和肾脏损害程度。

每天坚持体育锻炼

高血压合并糖尿病患者要坚持运动。运动应选择有氧代谢的运动，如慢跑、骑车、打网球、游泳、跳舞等，每次锻炼时间为

30~45分钟，同时也要根据个人身体状况，及时调整运动的量和时间。用胰岛素或口服降糖药者最好每天定时定量运动。

养成睡觉前用温水泡脚的习惯

高血压合并糖尿病患者泡脚后可对双足进行适当的按摩，以促进血液循环，消除疲乏，提高睡眠质量，有助于控制血压；此外还要勤观察足部皮肤，勤修剪手指甲、脚趾甲，要避免足部破损，以免引发足部并发症。

另外，高血压合并糖尿病患者要注意早睡早起，保持充足的睡眠，还要保持心境平和，避免情绪激动而影响到血糖、血压的稳定。

● 居家调理明星食谱

香菇烧小白菜

原料： 小白菜100克，鲜香菇50克，盐2~3克，植物油5克，葱、清汤、淀粉各适量。

做法：

1. 小白菜洗净，在沸水中焯1分钟，马上捞出，沥干水；葱切末；鲜香菇洗净，切薄片；淀粉用适量冷水调匀。

2. 炒锅置中火上，放植物油，烧至六成热，加葱花、香菇片炒3分钟，铲出。

3. 锅内放清汤，加盐、调好的水淀粉，边煮边搅，直到汤变稀稠透明。把焯过的小白菜放入，煮2分钟，出锅装盘，再将炒好的香菇倒在上面即成。

功效： 这道菜肴含钙丰富，而钙可调节胰岛素分泌，对稳定血压也有益。

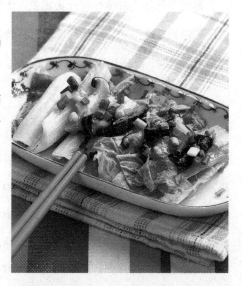

白菜拌海带丝

原料： 白菜100克，海带25克，盐0.5克，香油2克，蒜、葱、醋各适量。

做法：

1. 白菜洗净切丝；葱、蒜切末。

2. 海带泡开后洗净切丝，放在开水中焯一下，捞出沥干水分。

3. 白菜丝、海带丝与蒜末、香油、醋、盐一起放入碗中拌匀，最后撒上葱末即可。

功效： 利尿消肿、降糖降压、清肠排毒、降脂减肥，适合糖尿病、高血压、高血脂人群。

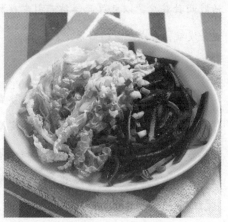

西芹炒百合

原料： 西芹150克，鲜百合100克，植物油、盐、水淀粉各适量。

做法：

1. 将西芹洗净，切成菱形块；百合洗净，分瓣。

2. 锅中加植物油，烧至五成热，放入西芹、百合翻炒，快熟时放盐调味，再用水淀粉勾芡即可。

功效： 健脾养胃、清热利水、平肝降压，适合高血压、糖尿病患者食用。

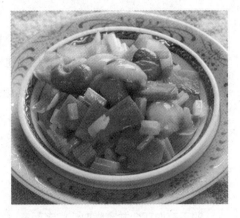

● **居家调养简易按摩法**

高血压合并糖尿病患者，可通过按摩曲池穴、睛明穴、足三里穴、太冲穴等穴位，进行调养。

曲池穴

定位： 位于肘横纹外侧端，屈肘，在尺泽与肱骨外上髁连线的中点处。

按摩方法： 先用右手食指的指腹按摩左肘关节处的曲池穴，力度适中即可，顺时针和逆时针各20下，然后用左手食指指腹按摩右肘关节。

功效： 疏通气血，稳定血压。

注意事项： 按摩曲池穴的同时，可按一按穴位附近，穴位附近往往会存在疼痛的点，也就是中医里常说的阿是穴，一起按摩效果会更好。

睛明穴

定位： 位于面部，目内眦角稍上方凹陷处。

按摩方法： 用双手的食指指腹按揉睛明穴，按摩力度要适中，按摩时手指不要离开皮肤。

功效： 改善血糖升高、血压波动引起的眼部不适，预防视网膜病变。

足三里穴

定位： 位于小腿前外侧，在犊鼻下3寸处，距胫骨前缘1横指。

按摩方法： 端坐，用拇指的指腹压迫足三里穴2分钟，按3秒钟间歇1秒钟，然后顺时针、逆时针分别按揉足三里穴30下，以有酸胀感为宜。

功效： 调理脏腑，增强抗病能力。

太冲穴

定位： 位于足背侧，在第1跖骨间隙的后方凹陷处。

按摩方法： 浴足之后端坐，把左脚放在合适的位置，用右手拇指的指端按压太冲穴，力度要重，以有疼痛感为宜，按摩1分钟后，再按摩右脚的太冲穴1分钟。

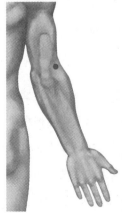

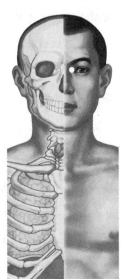

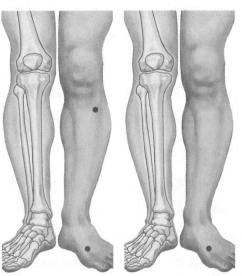

高血压合并高脂血症

高血压合并高脂血症，不仅会使高血压病情加重，还会引发冠心病等心脑血管疾病，同时，高血压和高脂血症都容易引发动脉粥样硬化。所以高血压合并高脂血症患者要积极配合治疗，降压的同时要合理调理饮食，做好日常保健，以同时达到降脂的目的。

● 优化饮食，降压又降脂

对于高血压合并高脂血症患者而言，优化饮食，合理安排好一日三餐十分重要。平时，高血压合并高脂血症患者在饮食方面应注意：

总热量摄入以维持标准体重为准

高血压合并高脂血症患者每日总热量的摄入量不宜过高，以维持标准体重。适量控制主食、水果及甜食的摄入量，特别是高甘油三酯血症患者更要注意。

严格控制脂肪摄入

高血压合并高脂血症患者要严格限制动物脂肪的摄入，选择猪瘦肉、禽肉、鱼、虾、豆制品等脂肪含量低的食物。避免吃肥肉、动物内脏、奶油、油腻的汤，鸡、鸭宜去皮食用。每日植物油的摄入量应少于25克，避免吃油炸或煎烤的食物，以免摄入过多的饱和脂肪酸和胆固醇，加重病情。

限制胆固醇摄入

高血压合并高脂血症患者每日胆固醇的摄入量应低于300毫克，少吃动物的脑、脚、皮、内脏等胆固醇含量高的部位，可常吃一些水产类食物。高胆固醇血症患者每星期可吃2~3个鸡蛋；高甘油三酯血症患者每天可以吃1个鸡蛋。

增加膳食纤维的摄入

高血压合并高脂血症患者常吃全谷类主食、新鲜蔬菜和豆制品，例如高粱、燕麦片、麸皮面包、芹菜、大蒜、洋葱、苦瓜、黄豆、山楂、木耳、香菇、海带等食物。这些食物富含的物纤维可降低体内胆固醇含量，促进肠道蠕动以及胆固醇的排出，可与胆酸和其他脂质结合，减少胆固醇的吸收和脂蛋白的合成，加速低密度脂蛋白胆固醇的清除，降低血脂。

多吃高钾低钠食物

钾可防止动脉壁增厚，保护动脉壁不受血压的机械性损伤，降低患动脉粥样硬化的风险，缓解钠盐对人体的损害。因此高血压合并高脂血症患者宜常吃豆类、菌藻类、新鲜水果蔬菜等高钾低钠食物。

● 小心！不要降了血压却升了血脂

高血压合并高脂血症患者不仅要在饮食上注意降血压、降血脂同步进行，在用药以及日常调理中，也要小心降血压、升血脂的陷阱。

谨遵医嘱服用药物

有些降压药会引起或加重血脂代谢紊乱，如长期服用利尿剂及一些含利尿剂的降压药会使血脂升高；长期服用 β 受体阻滞剂类降压药会使甘油三酯水平升高。所以，高血压合并高脂血症患者应在医生的指导下，选择对脂质代谢没有影响的降压药，不可自行随意用药，以免加重病情。

另外，睡眠不好的患者不宜盲目使用安眠药助眠，因为安眠药会减缓血液流速，使血液黏稠度增高。高脂血症患者的血液黏稠度本就高于常人，服用安眠药会加重病情，很容易引发缺血性脑卒中。

关注血压、血脂变化

患者要定期测量血压，定期体检，密切关注自身血压和血脂的变化，有利于及时调整治疗方案，维持血压和血脂的稳定状态。

不盲目节食减肥

有的患者认为节食减肥能让血脂恢复正常而盲目节食，而长期节食会导致体内缺糖，影响糖代谢，使血中甘油三酯的含量降低，但胆固醇不受糖代谢的影响，含量仍会升高，使病情加重，或引发其他并发症，损害健康。因此，高血压合并高脂血症患者要合理控制饮食，通过健康科学的运动等方式来控制体重、降低血脂。

养成良好的睡眠习惯

保证充足的睡眠，有助于维持血压和血脂的稳定。要注意，睡前不要吃得过饱，以免积食，影响睡眠质量，引起血压波动，严重的还可能引发心绞痛、脑梗死等心脑血管疾病。

另外，高血压合并高脂血症患者睡觉时不要盖太厚重的被子。高脂血症患者的心肺功能较弱，厚重的被子会对机体的正常呼吸产生一定的影响，严重时还会造成机体在睡眠时严重缺氧，导致脑部血管压力增大。厚重的被子可能会使全身血液运行受阻，导致脑血流障碍，使脑静脉压和脑压增高，危害健康。

● 居家调理明星食谱

茭白烧木耳

原料：茭白200克，水发木耳100克，植物油、盐、蒜各适量。

做法：

1. 茭白洗净切滚刀片备用；水发木耳洗净切小片；蒜切片备用。

2. 锅内放植物油烧热，放入蒜片爆出香味，加入木耳片翻炒片刻，然后把茭白放进去一起翻炒，炒时可加适量水翻炒，加盐调味即可。

功效：这道菜富含果胶、膳食纤维、矿物质等营养成分，而且热量、脂肪含量低，很适合高血压、高血脂患者。

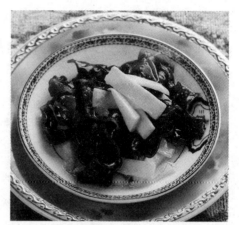

清炒香菇茼蒿

原料：茼蒿300克，香菇（鲜）50克，植物油、葱、蒜、盐、香油、淀粉、料酒各适量。

做法：

1. 将茼蒿洗净，切段，放入开水中焯一下，沥干；香菇洗净，切小片；葱、蒜洗净，葱切段，蒜切片。

2. 锅中放植物油烧热至七成热，爆香葱段、蒜片，下香菇片翻炒；倒入料酒及少量水，放入茼蒿段煸炒至熟，加盐调好味；用淀粉勾芡，淋入香油即可。

功效：这道菜富含钾、维生素C、维生素E、膳食纤维等有利于钠盐代谢、胆固醇排泄的成分，高血压、高血脂患者可常吃。

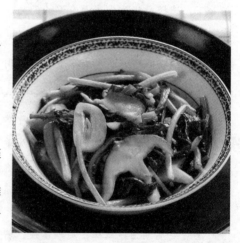

清香菜粥

原料：芹菜250克，菠菜250克，大米100克。

做法：

1. 将菠菜、芹菜分别洗净，切成2厘米长的段；大米洗净。

2. 将大米放入锅中，加入800毫升清水，大火煮沸后，改用小火煮30分钟。

3. 加入芹菜段和菠菜段，煮沸后，打开盖再煮10分钟即可。

功效：健脾养胃、平肝降压，对高血压、高脂血症均有食疗作用。

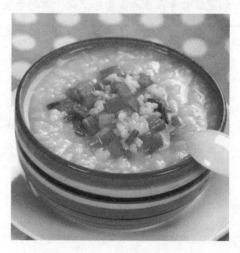

● 居家调养简易按摩法

高血压合并高脂血症患者，可以通过按摩太阳穴、耳部及足部反射区，进行调理。

太阳穴

定位： 位于耳郭前面，前额两侧，处眼延长线的上方。在两眉梢后凹陷处。

按摩方法： 用两手大拇指分别按摩两个太阳穴，顺时针和逆时针各按摩30下，每天早晚各1次。

功效： 活血明目，改善高血脂、高血压引起的眩晕、眼部干涩等不适症状。

注意事项： 按摩时力度由轻渐重，以感觉酸胀为宜，同时力度不宜过重，以免引发不适。

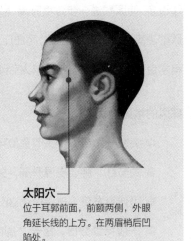

太阳穴——
位于耳郭前面，前额两侧，外眼角延长线的上方。在两眉梢后凹陷处。

耳部

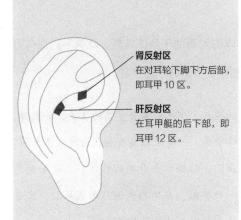

肾反射区
在对耳轮下脚下方后部，即耳甲10区。

肝反射区
在耳甲艇的后下部，即耳甲12区。

按摩方法： 用食指或者按摩棒分别对准肝反射区、肾反射区，以顺时针方向按揉，每区按摩1~2分钟，每天1次。没事时也可以搓一搓肝、肾反射区，以感觉微微发热为度，也能起到调养作用。

功效： 通经活络，补肝益肾，对肝肾亏虚引起的高血压、高血脂等有改善作用。

足底

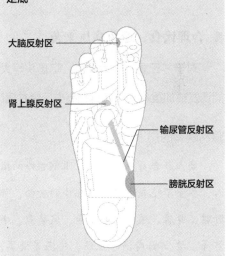

大脑反射区——

肾上腺反射区——

——输尿管反射区

——膀胱反射区

按摩方法： 用拇指指腹按摩肾上腺反射区、膀胱反射区、大脑反射区、输尿管反射区，每区按摩3~5分钟，每天1次。

功效： 提神醒脑、利尿通淋，改善眩晕、小便不利等症，还能促进胆固醇排泄。

注意事项： 足底有破损的患者不宜按摩；每天晚上泡脚之后按摩，效果更加。

高血压合并痛风

痛风是一种常见的高血压并发症。长期血压偏高可损害肾脏功能，导致尿酸的重吸收过多，使尿酸进一步浓度升高，最终形成结晶，导致痛风。高血压合并痛风患者病程越长，尿酸越高，病情越重。因此，高血压合并痛风患者平时应注意饮食，限制含嘌呤食物的摄入，科学合理地做好日常护理，以控制病情，尽量减少痛风发作。

痛风的常见症状

◎ 突发一个或多个关节重度疼痛，多于夜间突然起病

◎ 关节红、肿、皮温升高，关节表面皮肤红紫、张紧、发亮等

◎ 可伴有发热（体温可达 38.5℃以上）、心率加快、全身不适感等

◎ 一般持续数日，常于 2 周内自行缓解，然后症状消失；病情加重者在发作后不积极治疗，发作期可达 3 周以上或更久

● 合理饮食，避免痛风来袭

对于"三高"患者而言，吃是头等大事，吃得对有助于身体恢复，吃得不对很有可能诱发或加重疾病，尤其是高血压合并痛风患者更要安排好一日三餐。

限制嘌呤的摄入

高血压合并痛风患者应限制嘌呤的摄入，尽量不吃或少吃富含嘌呤的食物，如肝脏、肾脏、胰脏、沙丁鱼、凤尾鱼、小虾等。要少喝肉汤、鱼汤、鸡汤等汤类，因为这些汤中嘌呤的含量较高。嘌呤在人体中会被氧化成尿酸，而尿酸过高是引起痛风的"罪魁祸首"。

限制糖的摄入

高血压合并痛风患者平时还要注意糖的摄入，少吃果糖含量高的食物，如蔗糖、蜂蜜等，一是果糖具有潜在诱发人体血压、血脂、血糖水平升高的作用，二是果糖是一种单糖，在体内代谢可形成尿酸，容易使尿酸浓度过高而引发痛风。

少吃刺激性食物

辣椒、咖喱、胡椒、花椒、芥末、生姜等调料能兴奋自主神经，诱使痛风发作。同时，高血压合并痛风患者还要限制盐的摄入，每天食盐的控制量在 5 克以内。

远离浓茶、咖啡和酒精

浓茶含嘌呤和咖啡因，而咖啡的主要成分是咖啡因，它们都使尿酸产生过多，易引发高尿酸血症，加重痛风。另外，酒精会使体内乳酸累积，抑制尿酸的排出，从而引发痛风。因此，高血压合并痛风患者平时尽量不要喝浓茶和咖啡，还要远离酒精。

多吃碱性食品

蔬菜、水果、发面食品等含有碱性物质，可促进尿酸排泄，保护肾脏，降低尿液的酸度。同时，蔬菜、水果等还含有钾、钙、锌等矿物质，有助于防止动脉壁增厚，保护动脉壁不受血压的机械性损伤，降低患动脉粥样硬化的风险，缓解钠盐对人体的损害。

注意补充水分

高血压合并痛风患者每天应多饮水，保持尿量充沛，日排尿量最好达到 2000 毫升。多喝水能稀释尿液，使尿酸水平下降，在睡前和半夜最好也喝一些水，以防止尿液过分浓缩。但并发肾功能不全者应遵医嘱饮水。

● 谨慎用药，心情好血压也稳定

高血压、痛风和肥胖有着非常密切的关系：肥胖不仅可导致血容量增加，使心脏负担加大和血管阻力增加，继而发生高血压，还可导致人体尿酸生成增加、排泄减少，引发高尿酸血症及痛风。所以，高血压合并痛风患者平时应坚持适当的体育锻炼，控制体重，增强体质和抗病能力，以远离痛风。注意，运动前应咨询医生，在医生的指导下合理运动，一般不主张痛风患者参加跑步等强度较大的体育锻炼。

同时，高血压合并痛风患者还要注意以下方面：

遵医嘱谨慎用药

高血压合并痛风患者应选择对肾脏有保护作用的药物，因为高血压和痛风都会对肾脏造成损害。长期服用阿司匹林、利尿药、青霉素、抗结核药的患者应定期检测血尿酸。促进尿酸排泄的药物也应在医生的指导下选择服用。

保持轻松、良好的心态

紧张、焦虑、惊恐、恼怒等不良情绪会使内分泌紊乱，可引发痛风并使血压升高。患者应该保持乐观向上的生活态度，增强战胜疾病的信心。

● 居家调理明星食谱

清炒莴笋片

原料： 莴笋300克，葱、盐、植物油各适量。

做法：

1. 莴笋去叶，去皮，去根，斜切成薄片后，放入开水中焯一下，捞出沥干；葱洗净，切末。

2. 炒锅烧热，倒入适量植物油，烧至七成热时放入葱花爆香，倒入莴笋片，翻炒均匀后，加入盐调味即可。

功效： 莴笋中含有丰富的钾，而且属于低嘌呤食物，是高血压合并痛风患者的食疗佳品。

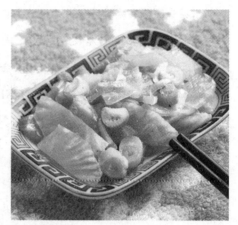

煸炒胡萝卜土豆丝

原料： 胡萝卜200克，土豆200克，葱、盐、植物油各适量。

做法：

1. 胡萝卜洗净，切丝 土豆削去皮，洗净，切丝后，放入清水中过水，捞出沥干；葱洗净，切碎。

2. 炒锅烧热，加植物油，烧至七成热时放入葱花爆香，加土豆丝煸炒几下，放胡萝卜丝炒至熟，加盐调味即可。

功效： 胡萝卜和土豆都是降压食物，而且嘌呤含量也较低，适合高血压合并痛风患者食用。

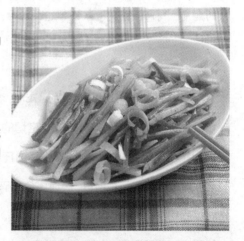

青椒拌紫甘蓝

原料： 紫甘蓝200克，青椒50克，盐、醋、香油各适量。

做法：

1. 紫甘蓝洗净，切丝；青椒洗净，切丝。

2. 紫甘蓝和青椒一同放入大碗中，加盐、醋和香油，搅拌均匀后，盛入盘中即可。

功效： 这道菜清淡爽口，且低脂肪、低热量、低嘌呤，适合高血压并发痛风患者食用。

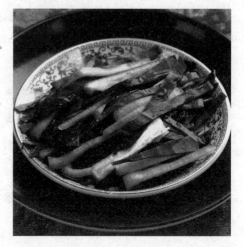

● 居家调养简易按摩法

高血压合并痛风患者，可以通过按摩昆仑、膻中、内关、复溜、太冲等穴位，来缓解高血压和痛风的病情。

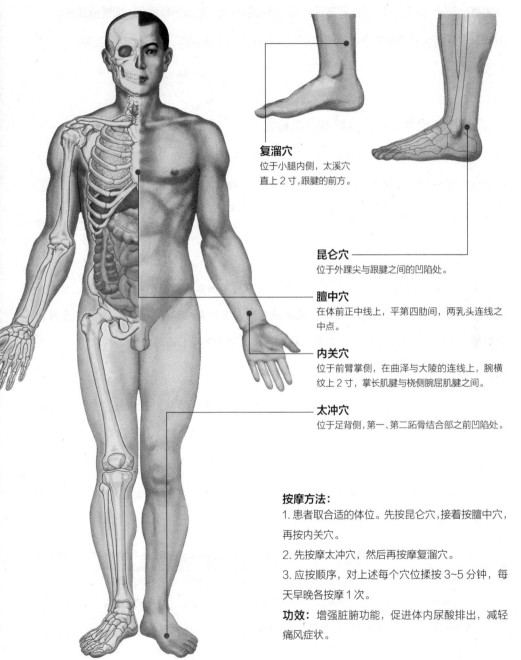

复溜穴
位于小腿内侧，太溪穴直上 2 寸，跟腱的前方。

昆仑穴
位于外踝尖与跟腱之间的凹陷处。

膻中穴
在体前正中线上，平第四肋间，两乳头连线之中点。

内关穴
位于前臂掌侧，在曲泽与大陵的连线上，腕横纹上 2 寸，掌长肌腱与桡侧腕屈肌腱之间。

太冲穴
位于足背侧，第一、第二跖骨结合部之前凹陷处。

按摩方法：
1. 患者取合适的体位。先按昆仑穴，接着按膻中穴，再按内关穴。
2. 先按摩太冲穴，然后再按摩复溜穴。
3. 应按顺序，对上述每个穴位揉按 3~5 分钟，每天早晚各按摩 1 次。

功效： 增强脏腑功能，促进体内尿酸排出，减轻痛风症状。

高血脂并发糖尿病

胰岛素不仅控制血糖的高低，还控制脂肪和蛋白质的代谢。因此，糖尿病患者会因胰岛素发生生物调节障碍，出现脂质代谢紊乱，血脂升高，从而并发高血脂。如果糖尿病患者出现高血脂，会同时伴有血压升高、糖耐量异常、动脉粥样硬化，加重糖尿病症状，因此，糖尿病合并高血脂患者，要严格地控制饮食，积极治疗，稳定血糖和血脂。

● 严格控制饮食，维持血糖和血脂稳定

一日三餐摄入的热量以及食物的种类，都会影响到餐后血糖的波动，如果吃得过多还会使脂肪堆积，使血脂升高。因而，糖尿病合并高血脂患者平时控制热量摄入，低热量低脂饮食，将血糖、血脂控制在正常范围。

控制总热量摄入

多余热量蓄积在体内，可导致体重超标，不利于血脂和血糖的控制。另外，肥胖者减轻体重，可使胰岛素敏感性增加，改善糖尿病、高脂血症病情。因此，糖尿病合并高血脂患者应根据自己的病情、体重等情况，严格控制每天摄入的总热量。

限制脂肪的摄入

每日烹调的油限制在 20 克以内；少吃油炸食品，少吃炒菜，多吃汆、煮、拌、蒸、卤的菜；肉类食品不可多吃，每天 100 克瘦肉即可，瘦肉中含脂肪 10% 左右。

限制胆固醇摄入

糖尿病合并高血脂患者需要控制胆固醇的摄入，尽量少吃含胆固醇高的食物，以免引起肥胖和血脂升高，加重糖尿病病情。

病情程度	血中总胆固醇含量（TC）	每日胆固醇摄入量
轻度增高	5.7~6.8 毫摩尔／升（220~260 毫克／分升）	<300 毫克
中度增高	6.8~7.8 毫摩尔／升（261~300 毫克／分升）	<200 毫克
重度增高	>7.8 毫摩／升（300 毫克／分升）	

多吃含纤维素多的食物

蔬菜中的芹菜、韭菜、豆芽、萝卜、海带，粗粮如燕麦片、全麦面包、玉米面、荞麦面、杂豆等含有较多的纤维素；常吃含糖量低的新鲜蔬菜，如白菜、韭菜、冬瓜、苦瓜等；常吃富含镁的食物，如谷类、豆类、绿色蔬菜、牛肉、猪肉、水产品等。这些食物中丰富的纤维素、维生素和矿物质等成分可降低血糖和血脂。

少吃零食

糖尿病合并高血脂患者平时应少吃零食，偶尔吃零食也应按加餐计算在每天摄入的总热量内，减少相应的正餐量。注意，不要吃含脂肪高的零食，如瓜子、花生、核桃等。

● 做好保健治疗，科学减脂降糖

糖尿病控制得好不好，不仅与血糖息息相关，更与脂肪代谢密不可分，而且糖尿病合并高血脂后，对血管和脏腑的损害更大，因此糖尿病合并高血脂患者平时要注意调养，积极治疗，以控制好血脂和血糖。

合理用药，降血糖、调血脂

用胰岛素降糖能改善高脂血症，服用适当的口服降糖药，也能使低密度脂蛋白和胆固醇含量下降。患者在用降糖药进行治疗的同时，可以根据高脂血症的不同类型，遵循医生的指导，选择适当的改善脂肪代谢的药物，进行血脂调节。

注意保持正常体重

肥胖会引发糖尿病，加重高脂血症，因此要注意保持正常体重。超重的患者减肥应循序渐进，有计划地适当减少食量，进行合理的运动锻炼，不要突然大减食量，以免导致胆汁中的胆固醇呈高度饱和状态，形成胆结石，加重病情。平时，患者可根据自己的病情和兴趣，选择合适自己的有氧运动，例如散步、慢跑、游泳、太极拳、爬山等，以消耗脂肪，提高脂肪代谢和糖代谢水平。

早睡早起，保证睡眠

糖尿病合并高血脂患者宜早睡早起，保证充足的睡眠。充足的睡眠可使胰岛细胞活跃，促进糖代谢，有利于稳定血糖，还能促进促进脂肪代谢，有助于将血脂控制在正常水平，还能有效预防脂肪肝。

醋拌白菜胡萝卜丝

原料： 白菜叶100克，胡萝卜200克，盐、白醋、花椒粒、姜各适量。

做法：

1. 姜切丝；白菜叶洗净、切丝，焯熟；胡萝卜去皮、洗净、切丝，用水焯熟。

2. 将焯熟的蔬菜取出，沥干，放冷，放入一个大盆中，再加入姜丝、花椒粒、盐、白醋拌匀，腌制2小时左右，即可食用。喜欢吃甜味的，可加少许代糖调味。

功效： 富含膳食纤维、胡萝卜素和维生素C，可降脂减肥，而且热量低，适合糖尿病合并高血脂患者食用。

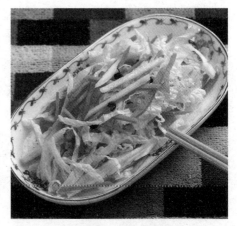

西芹银耳

原料： 西芹250克，银耳（干）5克，油、葱花、盐、料酒、姜丝各适量。

做法：

1. 用温水将银耳泡发2小时，去蒂后撕成瓣状；西芹去叶洗净后，切段。

2. 锅内放入油，油热后，放入姜丝和葱花，炒出香味，加入西芹段、银耳翻炒数下，放入料酒、盐调味即可。

功效： 西芹富含膳食纤维，银耳富含胶质，搭配食用可促进脂肪代谢，也有利于降低血糖。

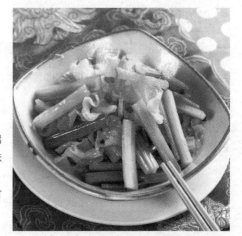

绿豆芽炒蘑菇

原料： 鲜蘑100克，绿豆芽250克，盐3克，姜、胡椒粉、植物油、香油各适量。

做法：

1. 姜洗净切丝；绿豆芽去根洗净，沥净水；鲜蘑洗净切片。

2. 锅内放植物油烧热，下鲜蘑片炒干水，加盐、香油、胡椒粉，煸炒两分钟后，铲起盛放漏勺内沥去汁。

3. 锅内再放植物油烧热，放姜丝炒香，再放绿豆芽炒至将熟，下鲜蘑片炒匀，最后放入香油、胡椒粉、盐翻炒均匀即可。

功效： 这道菜富含维生素C、膳食纤维，常吃有助于促进糖类代谢，还能降低血中胆固醇含量。

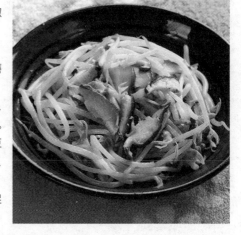

● 居家调养简易按摩法

糖尿病合并高脂血症患者，经常按摩气海、合谷、内关、三阴交等穴位，有助于改善胰岛素敏感性，促进糖类和脂类代谢。

气海穴

定位： 在下腹部，前正中线上，脐下 1.5 寸。

按摩方法： 用食指和中指按压气海穴，稍用力，以感到酸胀为佳，然后按顺时针方向点揉 1 分钟，再按逆时针方向点揉 1 分钟。每日早晚各 1 次。

功效： 补气理气，促进血液循环，加快脂肪代谢，避免脂肪堆积。

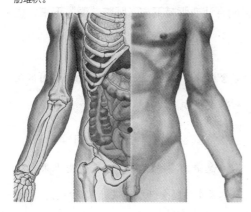

合谷穴

定位： 位于手背，第一、第二掌骨间，在第二掌骨桡侧的中点处。

按摩方法： 拇指指端按在合谷穴上，用力深压捻动，双手交替进行，每次按 2~3 分钟，每日 2~3 次。

功效： 合谷穴是人身上的"万能穴"，常按可清热滋阴、消肿止痛，对头痛、目赤肿痛、消渴、黄疸等缓解作用。

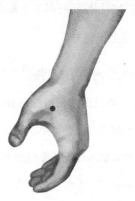

内关穴

定位： 在前臂掌侧，腕掌侧横纹上 2 寸，掌长肌腱与桡侧腕屈肌腱之间。

按摩方法： 拇指垂直按在内关穴，指甲要竖向，和两筋平行，指甲要剪短，指尖有节奏地按压并配合一些揉的动作。按压 3~5 分钟。

功效： 通经活络，保护血管，促进血液循环。

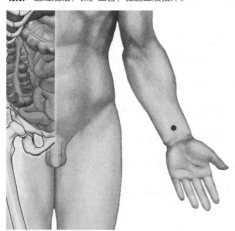

三阴交穴

定位： 在小腿内侧，内踝尖上 3 寸，胫骨内侧缘后方。

按摩方法： 坐立，抬起左腿，用左手拇指按摩右腿的三阴交穴，逐渐加压，按摩 7 秒之后慢慢减压放开，反复 15 下。再换右手拇指按摩左腿的三阴交穴。每天 2 次。

功效： 健脾胃，补肝肾，改善脾胃气虚、肝肾亏虚等引起的糖尿病、高血脂。

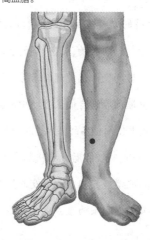

高血脂并发脂肪肝

高血脂患者体内的甘油三酯、胆固醇等会过多堆积在肝脏中，引发脂肪肝。脂肪肝又会使甘油三酯在肝脏中的合成增多，排泄减少，从而加重高脂血症的症状。所以，高血脂并发脂肪肝患者，要注意调整饮食，要注意降脂及治疗脂肪肝，以防病情加重。

● 控制饮食，降低血脂、减轻脂肪肝

高血脂和脂肪肝基本上都是吃出来的，因而想让血脂减下去、肝脏"瘦"下来，也需要在吃上下功夫。

限制摄入富含脂肪、胆固醇的食物

患者要严格限制脂肪和胆固醇的摄入量，以免过多的脂质堆积在肝脏中，使病情恶化；脂肪摄入过多还会引起肥胖，加重高脂血症的症状。平时，应少吃花生，花生中含油脂较多；少吃油煎食物；少食蛋黄、肉类、动物内脏、鸡皮、鸭皮、虾皮、鱼子、动物脑等胆固醇含量高的食物；甘油三酯过高者要忌糖、忌甜食。

少吃"精装版"食品

所谓的"精装版"食品指的是食物研磨得过于精细的食物，这一类的食物碳水化合物高，容易使人热量超标而导致肥胖。高血脂合并脂肪肝患者的主食之中应搭配部分粗粮，减少精细食品的摄入，以增加饱腹感，对控制血脂、减轻脂肪肝症状都有利。同时，副食品以鱼类、瘦肉、豆类及其豆制品、各种新鲜蔬菜、水果为主，少食奶油、巧克力等含糖量过高的食物，以防葡萄糖利用不及而转成脂肪。

多食用富含维生素和矿物质的食物

患者应多吃蔬菜，适当食用水果。蔬菜水果中的膳食纤维可促进胃肠蠕动，起到清肠排毒的功效，蔬菜水果中的维生素、矿物质还可促进脂肪代谢，保护肝脏。

多喝水，少喝饮料

平时每3小时应摄入300~500克水。饮用水的最佳选择是白开水、矿泉水及清淡的绿茶、菊花茶等，忌用各种饮料代替水。也可以每天用山楂30克、决明子15克，加开水冲泡代茶饮。注意，市场上销售的各种碳酸饮料、功能型饮料糖分含量较高，如果长期饮用，不仅容易使人发胖、导致血糖升高，还会影响其他营养素的吸收，可导致营养不良、免疫力降低等问题。

● 做好保健，谨慎用药

对于高血脂合并脂肪肝患者而言，瘦下来是头等大事。那么怎么瘦下来呢？

遵医嘱用药

许多药物都是由肝脏进行解毒、代谢的，所以，高血脂并发脂肪肝的患者要在医生的指导下，选择无肝脏毒性或肝脏毒性小的药物进行降脂和治疗脂肪肝。切不能随意用药，以免有肝脏毒性的药物损害肝脏，导致病情恶化。

坚持有氧运动

虽然各种运动形式都能够消耗能量，但最有效的方式还属有氧运动。走路、跑步或游泳的能量消耗是静坐的几倍到几十倍。每天进行有氧运动，不仅可降低血脂水平，也可加强通经活络，增强脏腑功能，对缓解脂肪肝症状大有助益。患者可根据病情和兴趣选择太极拳、散步、慢跑、游泳、爬山、自行车等中小强度的运动。运动时间应在饭后，以每周4次为宜。

戒烟、限酒

烟草中的尼古丁、一氧化碳会引发或加重动脉粥样硬化的发生和发展；少量饮酒对人体有利，多饮可加重肝脏负担，而且酒的热量高，多喝容易加重肥胖。因此，高血脂合并脂肪肝患者需要戒烟，尽量不喝酒。

保证睡眠

熬夜伤肝，而且也容易使人发胖，患者应每天晚上尽量11点前进入睡眠状态，以增加肝脏血流量，促进肝细胞修复，改善肝功能，减少脂肪对肝的损害。

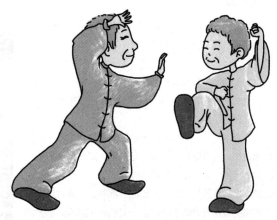

● 居家调理明星食谱

香菇烧竹笋

原料： 竹笋200克，香菇100克，植物油、盐各适量。

做法：

　　1. 将竹笋剥去外皮，洗净，切成小条，入沸水中焯一下，捞出沥干；香菇洗净，切成小条，入沸水中焯烫片刻，捞出沥干。

　　2. 锅中加入适量植物油烧热，放竹笋条和香菇条，翻炒至快要熟时，加盐调味即可。

功效： 这道菜有消除积食、减肥降脂的功效，经常食用还可助消化、防止便秘。

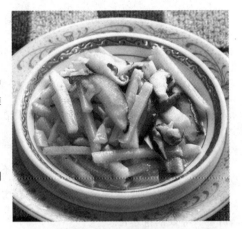

凉拌苦瓜

原料： 苦瓜100克，青、红椒各30克，蒜、盐、醋各适量。

做法：

　　1. 将苦瓜长剖成两半，去净瓤，切成片；青、红辣椒均切成片；蒜瓣拍碎，切末。

　　2. 锅内放水烧开，加苦瓜焯水，再用冷水洗净，沥净水放入盘内，再放入青、红辣椒片，加盐、醋、蒜末拌匀即可。

功效： 滋阴清热、降脂排毒，很适合高血脂、脂肪肝患者日常食用。

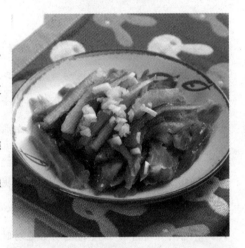

牛肉片炒西芹

原料： 西芹100克，牛肉50克，植物油5克，盐3克，料酒、葱、蒜、姜各适量。

做法：

　　1. 西芹洗净、切段备用；姜切末；将牛肉洗净、切丝，放入碗中加盐、料酒、姜末搅拌均匀，腌10分钟；葱切碎；蒜切片。

　　2. 锅内加入植物油，待油热后放入葱碎、蒜片，爆出香味，放腌制好的肉丝，翻炒至七成熟，加入西芹段翻炒至熟，调入盐，再翻炒均匀即可。

功效： 牛肉含蛋白质高、脂肪低，西芹富含膳食纤维，二者搭配食用既有助于降血脂，又能补充营养，很适合高血脂合并脂肪肝患者。

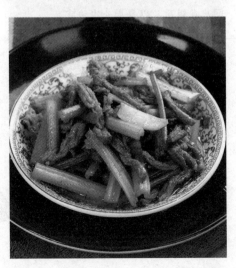

● 居家调养简易按摩法

　　高血脂合并脂肪肝患者平时可经常按摩足三里、阳陵泉、期门、肝俞等穴位，以调理肝脏，促进脂肪代谢。

足三里穴
定位： 位于小腿前外侧，在犊鼻下 3 寸，距胫骨前缘 1 横指。
按摩方法： 保持坐位，小腿略向前伸，使腿与凳保持约 120 度角，两手拇指分别放在两腿足三里穴上按压，至有酸胀感为止，连做 3 分钟，每天 2~3 次。
功效： 调理脏腑，促进脂质代谢。

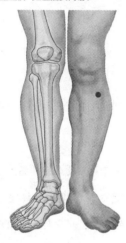

阳陵泉穴
定位： 位于小腿外侧，在腓骨头前下方凹陷处。
按摩方法 按摩时用拇指用力按住阳陵泉穴，按揉 3 分钟。两侧交替进行。
功效： 疏肝利胆，改善脂肪肝症状。

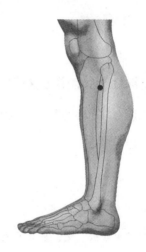

期门穴
定位： 位于胸部，在乳头直下，第六肋间隙，前正中线旁开 4 寸。
按摩方法： 用手指指面或指节向下按压，并做环状按摩，持续 2 分钟。
功效： 护肝排毒，改善胸胀、腹胀、打嗝、呕吐等肝胃不和之症。

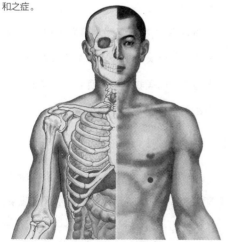

肝俞穴
定位： 位于背部，在第九胸椎棘突下，旁开 1.5 寸。
按摩方法： 按摩时，食指按压在肝俞穴上，旋转按法，持续 3~5 分钟。
功效： 调肝护肝，对脂肪肝、急慢性肝炎、胆囊炎等肝胆疾病有防治作用。

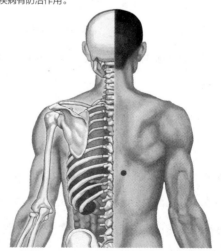

高血脂合并冠心病

冠心病的发生与高血脂有着非常密切的关系：血中胆固醇、甘油三酯、低密度脂蛋白胆固醇等脂类物质过多，会逐渐滞留在动脉血管壁上，久而久之，就会使动脉血管壁增厚、变硬，形成粥样硬化，而粥样硬化发生在心脏的冠状动脉上，会造成心肌缺血，出现心律失常、心悸，甚至心前区疼痛等症状，严重时还会引发心肌梗死。因此，高血脂患者应注意日常调理，控制好饮食，尤其是已经发生合并冠心病的患者，更要积极配合治疗，以延缓病情。

● 管控每日饮食，养心又降脂

高血脂合并冠心病患者平日的饮食应以清淡为主，控制盐和脂肪的摄入。总的来说，需要注意如下方面：

低盐、低脂肪饮食

高血脂合并冠心病患者宜坚持清淡饮食，控制好食盐摄入量，每日不超过 5 克，同时不吃腊肠、酱菜等腌制类食物。烹调方法以蒸、煮、拌为主。另外，每日膳食热量的来源中来自脂肪的应低于 25%，不吃肥肉、肥禽及含油多的糕点。烹调用油宜选用植物油，每日应不超过 25 克。如果经济条件允许，烹调用油可选择橄榄油、茶油等，有利于调理血脂。

控制热量摄入

肥胖会增加高血脂症状，也会令心脏负担过重，高血脂合并冠心病者应将体重保持在正常范围内。常吃杂粮和豆制品，有利于调节血脂；少吃甜食，吃甜食过多会摄入较多的热量，容易导致血脂升高。

另外，精制糖类摄入不超过总碳水化合物摄入量的 10%，越少越好。应以含纤维素较多的淀粉类食物为主。建议适量食用粗粮，粗粮属于高纤维食物，可使人产生饱腹感，从而限制热量的摄入。

三餐分配合理

高血脂合并冠心病患者的每餐均应荤素搭配。合理安排三餐，每餐不宜过饱，尤其是晚餐，以减轻心脏的负担。必要时，可将每日三餐分成 4~6 餐进行。

多吃蔬菜与水果

高血脂合并冠心病患者每天应吃不少于 500 克的红、黄、绿色的新鲜水果、蔬菜，以补充膳食纤维、维生素、和矿物质。膳食纤维、维生素和矿物质有促进胆固醇排泄和代谢的作用，保护血管健康，有助于缓解病情。

温馨提示

养心降脂简易方

莲子心汤：莲子心煮后，加蜂蜜少许，睡前服用，可防止心律失常，解决心悸问题。

蒜汁：大蒜适量，去皮后捣蒜汁。生蒜含大蒜素，大蒜素能扩张和软化血管，缓解心区疼痛。

● 积极调治，体检、服药、运动都不能少

高血脂合并冠心病患者既要治"心"又要降脂，不仅要注意调养，遵医嘱用药，还要保持良好的心态，尽可能地降低疾病对健康的威胁。

遵医嘱用药

高血脂合并冠心病患者应坚持每天定时、定量服用降血脂药和治疗冠心病的药物，同时还要了解所用药物的副作用，学会一些自救方法。

定期到医院进行体检

高血脂合并冠心病患者要定期体检，重点关注血脂水平及心脏情况，以免错过最佳治疗时间，加重病情。还应注意心脏、血压的监护，对心悸较严重者，平时要严密观察脉搏、呼吸、面色、血压的变化，必要时可做心电图检查。血压过高或过低者，应定期测血压。

生活中应有应急方案

生活中，高血脂合并关心患者应备好急救药物并随身携带，如果感到胸痛、出汗，应在舌下含服0.5毫克的硝酸甘油进行自我急救，症状无缓解时，应及时上医院就诊。同时应有便条或卡片放在一起，上面说明自己的病情，以便能在必要时得到他人的及时帮助。并应写明亲人的联系方式，以便随时联系。

适当运动强健身体

高血脂合并冠心病患者平时应积极参加适量的体育运动，体育锻炼对降低血脂、减轻体重、降低血压，以及改善心脏血液循环有良好作用。对心脏病患者来说，应该根据心脏功能及体力情况选择锻炼方式，快走、打太极拳、练气功等是改善心血管功能的首选运动。避免过于剧烈的活动。运动时间最好是下午或是傍晚。

蒜香木耳白菜

原料：白菜300克，干木耳10克，植物油、蒜、香油、盐各适量。

做法：

1. 木耳用温水泡发，洗净，撕成小朵；白菜洗净，切片；蒜洗净，切片。

2. 锅中加植物油，烧至六成热后放入蒜片爆香，加入白菜片翻炒至变软后，放入木耳和盐翻炒至熟，出锅前淋入香油即可。

功效：常吃这道菜，有助于降血脂、降低血液黏稠度，还有助于降低脑血栓、冠心病的发病率。

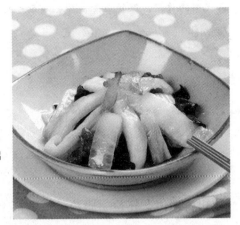

牛奶拌苋菜

原料：苋菜250克，牛奶150克，生姜、醋、盐各适量。

做法：

1. 苋菜洗净，捞出沥干，放沸水中焯一下，装入盘中，生姜洗净切末。

2. 牛奶煮沸，加盐搅匀，倒入盛苋菜的盘里，加入生姜末和醋，拌匀即成。

功效：这道菜含有的维生素B_{12}和叶酸可降低血中半胱氨酸的含量，有助于降血脂和胆固醇，对冠心病有较好的防治作用。

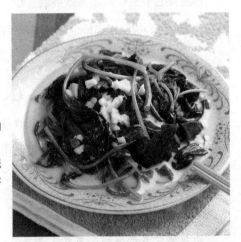

洋葱炒土豆丝

原料：洋葱250克，土豆100克，盐、植物油各适量。

做法：

1. 洋葱剥去外面的老皮，洗净，切丝；土豆去皮，洗净，切丝。

2. 炒锅烧热，倒入适量植物油，油七成热时倒入土豆丝翻炒，加适量水炒熟。

3. 加入洋葱丝翻炒均匀，出锅时放入盐调味即可食用。

功效：这道菜清淡可口，脂肪含量低，很适合高血脂合并冠心病患者日常食用。

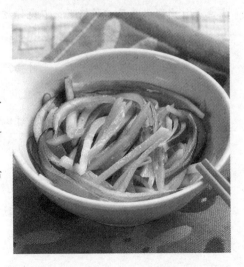

● 居家调养简易按摩法

高脂血症合并冠心病患者，可以通过按摩心俞、曲泽、内关、至阳等穴位来促进血液循环，增强心脏功能，以缓解病情。

心俞穴

定位： 位于背部，在第五胸椎棘突下，旁开1.5寸。

按摩方法： 患者保持俯卧位，双下肢并拢，双上肢放入肩平横线上。按摩者食指点压该穴，每分钟80下，直至患者有酸、麻、胀的感觉。每日2~3次。

功效： 通经活络，改善心肌供血，增强心脏功能。

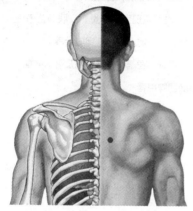

曲泽穴

定位： 位于肘横纹中，在肱二头肌腱的尺侧缘。

按摩手法： 右手拇指弯曲，用指尖垂直按压左臂曲泽穴，直至有酸、胀、痛感。再换右臂按压。每天早晚各按压1次，每次按压1~3分钟。

功效： 调养肝脏，安心凝神，改善心胸烦热、头晕脑胀、心痛等症。

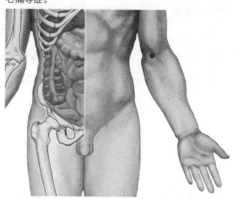

内关穴

定位： 位于前臂掌侧，在曲泽与大陵的连线上，腕横纹上2寸，掌长肌腱与桡侧腕屈肌腱之间。

按摩手法： 左手拇指尖按压右手内关穴，左手食指压在同侧外关，二指相对用力按捏10~15分钟，直至有酸、麻、胀的感觉；再用右手按压左侧的穴位，反复操作即可，每日2~3次。

功效： 预防心脑血管疾病，还能缓解头痛、失眠、恶心等症。

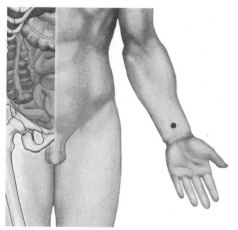

至阳穴

定位： 位于背部，在后正中线上，第七胸椎棘突下凹陷中。

按摩手法： 患者保持俯卧位，按摩者用食指顺时针按揉至阳穴，每日3~4次，每次3~5分钟。

功效： 有效预防心绞痛的发生。

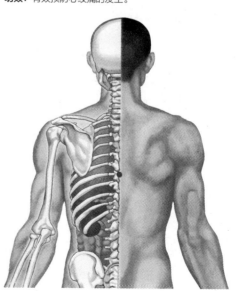

糖尿病合并脂肪肝

糖尿病和脂肪肝宛如"亲兄弟"，它们拥有共同的"生存土壤"：除去遗传因素，吃得多、动得少、肥胖等是导致人体内环境代谢紊乱，从而引起糖尿病和脂肪肝的重要原因。糖尿病和脂肪肝还相互作用，相互影响，共同损害人体健康。

糖尿病合并脂肪肝的症状表现	
无明显症状	一部分人无明显症状，只是在做 B 超检查时才发现并发脂肪肝
不典型症状	可表现为食欲减退、恶心、腹胀、乏力，也可表现为口角炎、皮肤角化等维生素缺乏症，严重者可出现腹水、下肢水肿、低钠血症和低钾血症等
典型症状	有明显的口干、多饮、疲乏无力，常伴有腹胀、便溏、胁肋胀满及肝区疼痛；多见于长期高脂饮食且血糖控制不理想的肥胖患者

● 注意饮食，降糖时别忘消除脂肪

脂肪肝有可能发展为脂肪性肝炎、肝纤维化、肝硬化甚至肝衰竭，而高血糖可加速病变进程。因此，糖尿病合并脂肪肝患者应保持健康的饮食，积极防治脂肪肝。

严格限制脂肪的摄入

摄入过多的脂肪，不仅会影响到血脂的控制，还有可能使餐后血糖波动过大，不利于血糖稳定。所以，糖尿病合并脂肪肝患者宜多吃低脂肪食物，少吃含油脂较多的食物，忌吃高脂肪食物。

宜：多选择蔬菜、水果、酸奶、豆类及豆制品、杂粮，以及动物瘦肉、鱼肉、海鲜等低脂肪食物。

慎：少吃花生、油炸食品、膨化食品等含油脂较多的食物。

忌：鸡皮、鸭皮、肥肉等高脂肪食物。

增加维生素、膳食纤维的摄入量

糖尿病合并脂肪肝患者宜多吃水果、蔬菜、面包和谷类食物，这些食物富含膳食纤维、维生素以及多种矿物质，有助于消除肝内脂肪，缓解病情。

养成良好的饮食习惯

忌随意吃零食以及过分追求高营养和味浓的食物；晚饭应少吃，临睡前切忌加餐，以免体内脂肪过度蓄积，加重肝脏的负担。

充分合理地饮食

糖尿病合并脂肪肝患者每天喝7~8杯水，不仅有助于降低血液黏稠度，还能润肠通便，加快体内废弃物的排泄，对控制血糖、调节血脂、缓解脂肪肝有益。

● 运动、用药，糖尿病、脂肪肝同时治疗

糖尿病合并脂肪肝患者平时不仅要控制饮食，还应注意保持健康的生活方式，积极配合治疗，这样才能更好地控制血糖和调节血脂，改善病情。

重点治疗脂肪肝，兼顾降血糖

对于糖尿病合并脂肪肝患者而言，让肝脏"瘦"下来是重点。首先应通过服用相应的药物清除肝内脂肪，使肝功能尽量恢复正常，减轻胰岛素抵抗，改善糖代谢，减轻糖尿病症状。同时还要注意维持血糖稳定，可以选择对肝脏无损害或损害轻的降糖药，以免药物使用不当而使病情加重。

合理运动，降血糖、"瘦"肝脏

合理的运动是降低血糖、给肝脏"瘦身"的最好方式。糖尿病合并脂肪肝患者可每天到户外做适量的有氧运动，可强身健体，加速脂代谢和糖代谢，稳定病情。散步、慢跑、游泳、打太极拳等，都是不错的选择，患者可根据自己的情况选择合适的运动，在医生的指导下指定合理的运动计划，并长期坚持。

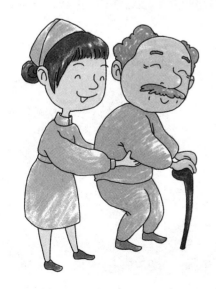

口蘑菜花

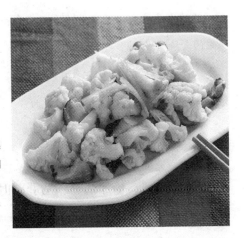

原料：菜花350克，鲜口蘑100克，植物油5克，葱、生姜、盐各适量。

做法：

1.菜花洗净，掰成小朵；口蘑洗净，切片；葱洗净，切丝；生姜洗净，切丝。

2.炒锅中倒入植物油烧热，放入葱丝和生姜丝爆香，加入菜花和少许清水，煮沸后放入口蘑片和盐，翻炒至熟即可。

功效：菜花易消化，且富含维生素C，常食有助于防癌、降低血液胆固醇含量、减少心脏病与脑卒中的发病率，尤其适合脂肪肝患者食用。

青椒丝炒鸡蛋

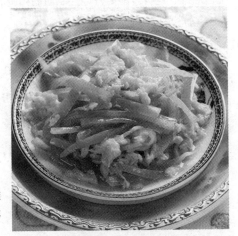

原料：青椒200克，鸡蛋1个，植物油5克，盐2克。

做法：

1.鸡蛋打散，加盐搅匀；青椒洗净，去蒂去籽，切丝。

2.锅中加入植物油烧热，倒入鸡蛋液翻炒至熟，盛出。

3.锅中留底油烧热，加入青椒丝炒至断生，放入鸡蛋炒匀，加盐调味即可。

功效：鸡蛋富含蛋白质、铁，青椒富含B族维生素、维生素C和胡萝卜素，两者搭配食用可为身体提供全面丰富的营养，还有促进消化、加快脂肪代谢等功效。

鸡丝鳝鱼汤

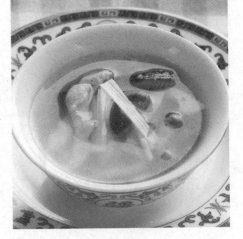

原料：鸡肉100克，鳝鱼150克，鸡蛋清少许，湿淀粉、精盐、醋、葱、姜、白胡椒粉、香油、清汤各适量。

做法：

1.鸡肉、鳝鱼分别洗净、切丝，精盐、鸡蛋清、湿淀粉、白胡椒粉拌匀成糊，将鳝鱼丝、鸡丝分别抓匀上浆；葱、姜切丝。

2.锅内放清汤，加精盐、醋，旺火烧开，放入鳝鱼丝、鸡丝、姜丝烧开，用少量湿淀粉勾芡，撒入白胡椒粉、葱丝，淋上香油即成。

功效：这道菜肴富含优质蛋白质，可促进细胞新陈代谢，对促进胰岛功能、提高肝脏细胞活力都有助益。

● 居家调养简易按摩法

糖尿病合并脂肪肝患者，可以通过按摩足三里、阳陵泉、太冲、肝俞等穴位，以调理脏腑功能，提高胰岛活力，促进脂肪代谢。

足三里穴

定位： 在小腿前外侧，犊鼻下3寸，距胫骨前缘1横指。

按摩手法： 保持坐位，小腿略向前伸，使腿与凳保持约120度角，两手拇指分别放在两腿足三里穴上按压至有酸胀感，连做3分钟。

功效： 健脾和胃、通经活络，对肝肾亏虚、脾气不足所致的糖尿病、脂肪肝都有改善作用。

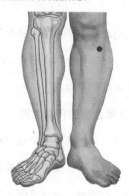

阳陵泉穴

定位： 位于小腿外侧，在腓骨头前下方凹陷处。

按摩手法： 按摩时用拇指用力按住阳陵泉穴，按揉3分钟。两腿交替进行。

功效： 疏肝利胆，改善肝脏功能，促进脂肪代谢。

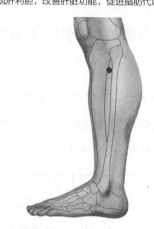

太冲穴

定位： 在足背，第1跖骨间隙的后方凹陷处。

按摩手法： 用拇指指尖对太冲穴进行垂直按压，一次持续5秒钟左右，进行到疼痛缓解为止。两腿交替进行。

功效： 清肝泻火，舒缓情绪，可用于调理因肝火旺盛、肝气不舒所致的各种不适。

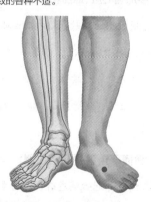

肝俞穴

定位： 位于背部，在第九胸椎棘突下，旁开1.5寸。

按摩手法： 按摩时，食指按压在肝俞穴上，做旋转运动，每次3~5分钟。

功效： 肝俞穴属于肝的背俞穴，对脂肪肝、急慢性肝炎、胆囊炎等肝胆问题有改善作用。

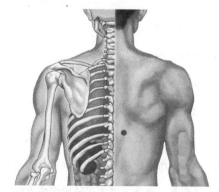

温馨提示

糖尿病合并脂肪肝患者如果腿脚部位有损伤或病变，则不宜按摩腿脚部位的穴位；没有损伤的患者，可晚上睡前用温水洗脚后再按摩，调养效果更佳。

糖尿病合并冠心病

糖尿病的"目标"不仅是伤肾、伤血管，还伤心，其中冠心病就是糖尿病"伤心"留下的证据。与单纯冠心病相比，糖尿病合并冠心病的病变较为缓慢，会使心肌改变，由于症状不明显，易被忽视，使治疗效果差，死亡率高。因此，糖尿病患者需要注意血糖控制以及心血管的养护，科学合理地防止冠心病等并发症。

● 饮食合理，生活规律，积极治疗

注意饮食营养的合理化

糖尿病合并冠心病患者需要严格控制每日热量摄入，合理分配三餐，以均衡营养，维持血糖稳定，防止热量摄入过多而导致肥胖。同时，可以适当增加膳食纤维、无机盐和微量元素的摄入，补充丰富的维生素等，均有利于病情控制。另外，还要养成良好的饮食习惯，少量多餐，定点用餐，避免暴饮暴食，少用或不用浓茶、咖啡、辣椒、芥末、酒等，减少心脏负担。

养成健康的生活习惯

戒烟戒酒，进行适量的运动锻炼，维持平静、稳定的情绪，避免精神紧张、情绪激动，起居规律等，均有利于病情控制。另外，冷暖刺激也可导致血糖、血压升高，从而影响到心脏，所以糖尿病合并冠心病患者平时应关注天气，根据气温变化随时增减衣物。

选择联合用药，注意血糖变化

◎ **遵医嘱用药：**糖尿病合并冠心病患者宜在医生的指导下，根据不同药物的特性联合用药，可抵消部分不良反应，既稳定血糖，又能有效缓解冠心病。

◎ **要注意血糖的日常监测：**糖尿病合并冠心病患者，须加强控制空腹血糖、餐后血糖及糖化血红蛋白，使其达到目标值。在用药物治疗冠心病时，要注意有些药物可能会掩盖低血糖反应及损害糖耐量，要时刻监测，以免发生意外。

◎ **要加强心脏、血压和血脂的日常监测**患者在监测血糖的同时也要按时做心内科检查，时刻监测心脏状况，以免发现不及时，延误病情；另外，还要注意监测血压和血脂水平，以免血压、血脂升高，加重心脏负担，使病情加重。

◎ **病情严重者要严密监测：**心悸较严重的糖尿病合并冠心病患者，平时要严密观察脉搏、呼吸、面色、血压的变化。有心慌、无力甚至心绞痛症状的患者要注意卧床休息，甚至绝对卧床。

● 居家调理明星食谱

金针豆芽汤

原料： 鲜金针菇200克，豆芽100克，盐2克，植物油5克，葱适量。

做法：

1. 豆芽洗净；金针菇去根，洗净，入沸水中焯透，捞出；葱洗净，切碎。

2. 锅中加入适量植物油，烧至七成热时，放入葱花炒香，加入适量清水，中火烧沸后，放入豆芽和金针菇煮3分钟，加入盐调味即可。

功效： 降血脂，改善动脉粥样硬化，尤其适合气血不足、营养不良的糖尿病合并冠心病患者食用。

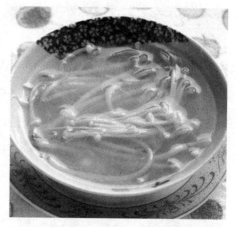

西红柿炖豆腐

原料： 西红柿100克，豆腐50克，植物油3克，盐1克，葱适量。

做法：

1. 豆腐切成小块，放入沸水中略滚后，捞出沥干；葱洗净，切碎；西红柿去蒂，洗净，切块。

2. 锅中加入植物油烧热，放入葱花爆香，倒入西红柿块爆炒片刻，放入适量清水，煮沸后放入豆腐块，再煮10分钟左右，加入盐调味，撒入葱花即可。

功效： 西红柿含有对心血管具有保护作用的维生素和矿物质元素，常吃有助于减少心脏病的发病率。

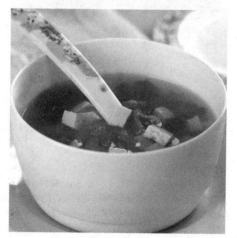

冬瓜鲤鱼汤

原料： 鲤鱼240克，冬瓜100克，姜、葱、盐各适量。

做法：

1. 将冬瓜洗净切块；葱切成小段，姜片切好备用。

2. 将鲤鱼、冬瓜、姜片、葱段放入锅中，加入适量水同煮。先用大火烧开，然后改中火煮至鱼熟、冬瓜变透明，加入调料即可。

功效： 健脾除湿、利水排毒，可帮助糖尿病患者控制血糖、血压、血脂，预防冠心病。

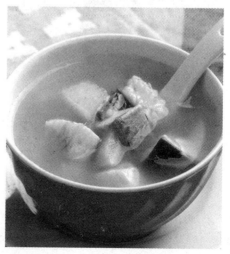

● 居家调养简易按摩法

经常按摩神门、劳宫、膻中、极泉等穴位，有助于增强心脏功能，缓解冠心病。

神门穴

定位： 在腕部，腕掌侧横纹尺侧端，尺侧腕屈肌腱的桡侧凹陷处。

按摩手法： 拇指按住神门穴稍向下用点力后保持压力不变，继而旋转揉动，以产生酸胀感为度，每次3分钟。

功效： 补心益气、安神降火，经常按摩可改善失眠、心悸、高血压、心绞痛等症。

劳宫穴

定位： 位于手掌心，在第二、第三掌骨之间偏于第三掌骨，握拳屈指时中指尖处。

按摩手法： 握拳，拇指弯曲，用凸起处按压劳宫穴。每次10分钟，每天2~3次。

功效： 益心强身，防治心绞痛。

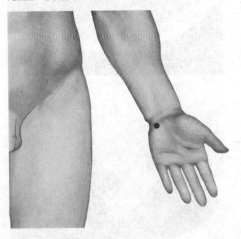

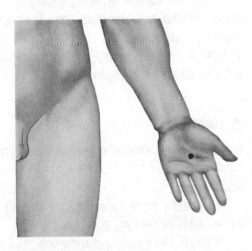

膻中穴

定位： 在胸部，横平第四肋间，两乳头连线的中点。

按摩手法： 两手的中指叠在一起，或用手掌大鱼际部先顺时针后逆时针方向各按揉膻中穴20下，反复10次。

功效： 通经活络、开郁散结，可用于心悸、心烦等症。

极泉穴

定位： 位于腋窝顶点，腋动脉搏动处。

按摩手法： 用手点按极泉穴，稍微用力至有酸胀感，再向旁边拨动，顺手臂向下至手指。按摩时，用力要均匀。开始时要轻缓，稍后再慢慢加大气力，以手臂产生酸麻感为佳。按摩的同时，患者最好能配合做深呼吸的动作。

功效： 增强心脏功能，缓解胸闷。

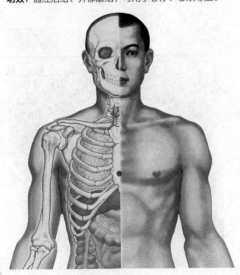

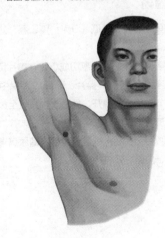